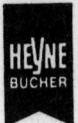

HEYNE
BÜCHER

Dr. Flora Peschek-Böhmer

Pilze im Körper –
natürlich und sicher
behandeln

Originalausgabe

WILHELM HEYNE VERLAG
MÜNCHEN

HEYNE RATGEBER
08/5071

Alle Angaben in diesem Buch beruhen auf dem aktuellen Stand von Wissenschaft und Forschung. Grundsätzlich sollten jedoch alle Befindlichkeitsstörungen mit einem Arzt besprochen werden, ehe eine Selbstbehandlung vorgenommen wird. Insbesondere muß abgeklärt werden, daß die vorliegenden Beschwerden nicht Symptome von Krankheiten sind, die dringender ärztlicher Behandlung bedürfen. Für den Erfolg bzw. die Richtigkeit der Anwendungen in jedem Einzelfall können Autoren, Produzenten oder Verlag keinerlei Gewähr übernehmen.

Umwelthinweis:
Dieses Buch wurde auf chlor- und säurefreiem Papier gedruckt.

Copyright © 1996
by Wilhelm Heyne Verlag GmbH & Co. KG, München
Printed in Germany 1996
Umschlaggestaltung: Atelier Bachmann, Reischach
Umschlagillustration: Schwarzeck Verlag, Ottobrunn; O. Mate
Satz: Layer, Ostfildern
Druck und Verarbeitung: Ebner Ulm

ISBN 3-453-10994-5

Inhalt

Vorwort:
Pilze – ein uralter Feind des Menschen

Unter dem Mikroskop sehen sie aus wie spinnenartige Tierchen, tatsächlich sind es Pflanzen und sie gehören zu den ältesten Lebewesen der Welt: Pilze. Man kannte sie schon, bevor die Medizin noch wußte, was Viren und Bakterien sind – und dennoch passiert folgendes jeden Tag in hunderttausenden Praxen in Deutschland: Ein Patient nennt bestimmte Symptome, und der Arzt erkennt sie entweder gar nicht oder zu spät oder sagt nach einer erfolgreichen Pilzuntersuchung diesen folgenschweren Satz: »Ein paar Pilze im Darm sind etwas ganz normales, das muß man nicht unbedingt behandeln.«

Krankmachende Pilze gehören nicht zum Unterrichtsstoff für Mediziner. Das heißt nicht nur, daß der Hausarzt heute nichts oder kaum etwas über Pilze weiß, sondern auch, daß sich daran in Zukunft nichts ändern wird.

Der häufigste im Körper befindliche Pilz ist *Candida albicans,* der sich meistens zuerst im Darm festsetzt. Er sprengt mit seinen Möglichkeiten alle bisher sicher erscheinenden Erkenntnisse.

Beispielsweise nahmen Mediziner in der Vergangenheit zu Recht an, daß kein Pilz die Magensäure überleben kann. Also wird ein Pilz, der durch den Mund über die Speiseröhre in den Körper kommt, spätestens im Magen zerstört. So ist es auch mit den Pilzen, die in Backhefe, Schimmelkäse und Hefeweizen-Bier existieren. *Candida albicans* überlebt den Magen nicht nur, er kann sich dort sogar einnisten und wunderbar gedeihen.

Vom Blähbauch über Verstopfung, Durchfall, Magenschmerzen bis hin zu Kurzatmigkeit oder dem Gefühl von
Unterzuckerung – die Symptome einer Pilzinfektion sind
vielschichtig und nicht auf den ersten Blick zu erkennen. Gerade deshalb ist die Diagnose schwierig. Oft muß der Patient
selbst seinen Arzt um die Pilzuntersuchung an einer Stuhlprobe bitten. Immerhin errechneten Experten, daß heute bereits jeder zweite bis vierte Patient tatsächlich an einer Pilzinfektion leidet. Ist der Feind schließlich erkannt, muß die
medikamentöse Behandlung unbedingt mit einer Diät (Re-
zeptteil hierfür am Ende des Buches) verbunden werden.

Wenn Sie seit Jahren von Arzt zu Arzt gereicht werden und
schon überlegen, ob »Der eingebildete Kranke« womög-
lich Sie sind: Bestehen Sie auf einer Pilzuntersuchung! Sind
Sie tatsächlich betroffen, können ein paar Wochen Diät
und Medikamente Ihr ganzes Leben verändern. Denn gegen Pilze ist längst ein Kraut gewachsen, es gibt sogar sehr
erfolgreiche »Pilz-Killer«.

Damit Sie nachlesen können, ob Sie von Pilzen betroffen
sind, ist dieses Buch eingeteilt in Symptomatik, Diagnose und
in Behandlung der verschiedenen Pilzarten. Sie können also
von Kapitel zu Kapitel springen und sich (angenommen, es
handelt sich bei Ihnen um Fußpilz) nur das durchlesen, was
Sie (und Ihre Füße) direkt betrifft.
   Hoffentlich ist die Lösung Ihres Problems so leicht wie diese kleine Pflanze, der Pilz (die Biologie des Feindes wird im
ersten Kapitel erläutert). Um den Kampf aufzunehmen,
brauchen Sie einen Verbündeten, das kann ein Arzt oder ein
Heilpraktiker sein, der für die richtigen Untersuchungen und
Medikamente sorgt, und ein bißchen festen Willen, damit
Sie die Plagegeister nicht mit schlechter Ernährung »mä-
sten«.

Pilze können sich verstecken, sich tarnen, sich vermehren, aber eines können sie nicht: In ein gesundes Immunsystem einbrechen. Deshalb handelt ein großer Teil dieses Buches auch von der Stärkung der körperlichen Abwehr.

Darüber hinaus empfehle ich zwei Therapieformen, die Sie vielleicht bei Ihrem Arzt gar nicht angeboten bekommen: Urin-Therapie und den Einsatz von Teebaumöl. Beide Behandlungsmethoden sind sehr alt und haben ihren Erfolg wissenschaftlich bewiesen.

Bereiten Sie den Pilzen in Ihrem Körper den Garaus. Ich wünsche Ihnen dabei viel Erfolg und gute Besserung.

Dr. Flora Peschek-Böhmer

Den Pilzen keine Chance!

Biologie einer Volksseuche

Pilze oder *Saprophyten* sind die ältesten Lebewesen auf der Erde. Sie sind von einfacher Lebens- und Vermehrungsart und haben die langen Zeiträume der Entwicklung und Veränderung auf der Erde unbeschadet überstanden. Sie gehören zu den Pflanzen, obwohl sie keine Früchte bilden und keine Photosynthese kennen, das heißt, sie können nicht wie andere Pflanzen aus Kohlendioxyd mit Licht Nährstoffe zu ihrem Aufbau bilden. Kohlenstoff, Stickstoff und alle notwendigen Lebensbausteine, die auch Pilze brauchen, holen sie sich aus anderen Organismen, lebenden wie toten. Damit gehören die Pilze zum großen Reinigungs- und Wiederverwertungskreislauf allen Seins. Durch ihre zersetzende Arbeit räumen die Pilze in der Natur auf.

Pilze sind – ähnlich wie Viren und Mikroben – nicht grundsätzlich hassenswert. Sie haben natürliche, wichtige Aufgaben, die in der Auflösung dessen bestehen, was nicht mehr lebensfähig ist. Wo also Strukturen einer geschwächten Immunität (= Abwehrkraft) sind, werden die Pilze wirksam.

Sie können mit anderen Lebewesen (Pflanze oder Tier) in einer Symbiose leben, das heißt, daß beide Seiten voneinander Nutzen haben: die Pilze zerstören und verbrauchen, was das andere Lebewesen abstoßen muß. Pilze können aber auch als Parasiten leben: dann haben nur sie Nutzen von der Gemeinschaft mit einem anderen Lebewesen, dem sie durch ihre zersetzende Gegenwart Schaden zufügen.

Pilze als nützliche Helfer

Diese auflösende Arbeit der Pilze macht sich die moderne Müllbeseitigung zunutze. Pilze werden gezielt eingesetzt, um mit ihren Enzymen an der Stoffumsetzung wirken zu können. So wird ihre Stellung im ökologischen System von der Technik genutzt.

Auch die Lebensmittelherstellung bedient sich seit allen Zeiten der zersetzenden Lebenskraft der Pilze, womit diese nicht wegzudenken sind aus der Zubereitung von Brot (Bäckerhefe), Bier (Bierhefe), Wein (Hefe), Käse, Joghurt und Kefir (Schimmelpilze) und aus der Herstellung wichtiger Medikamente.

Fleming hat 1928 das Penizillin entdeckt, ein Substrat aus Schimmelpilzen, welches Bakterien abtötet. Die ganze Antibiotika-Forschung ist ohne Pilze nicht denkbar.

Aber gerade diese bakterienzerstörenden Antibiotika, die für uns lebenswichtig geworden sind, schaffen auf Schleimhäuten und in Organen betroffener Patienten wieder Lebensraum für Pilze, die als Parasiten dort neuen Schaden anrichten.

Pilze als Parasiten

Was auf der Müllhalde und bei der Lebensmittelherstellung oder Medikamentengewinnung positive Zersetzungsarbeit ist, das wird an feuchten Wänden im Haus oder in feucht lagernder Kleidung zum Alptraum.

Auch für die krankheitsanfälligen Kulturpflanzen der Landwirtschaft ist Pilzbefall eine ständige Bedrohung. Weltweit werden drei Viertel aller Krankheiten von Pilzen ausgelöst und damit die Ernteerträge gefährdet, eingeschränkt und gelegentlich ganz vernichtet. Besonders betroffen sind alle Sorten von Obst und Gemüse. Wo gegen Bakterien gespritzt worden ist, haben Pilze ein gutes Terrain. Da sie meist unsichtbar die Pflanzen besiedeln, ist es so wichtig, Obst vor dem Essen gründlich zu waschen! Das Gefährliche sind dabei die *Mykotoxine*, das sind Stoffwechselprodukte höherer Fadenpilze, die sich auf Pflanzen angesiedelt haben. Wenn man diese Gifte aufnimmt, können sie weiterwirkend im menschlichen Organismus die Synthese von Nukleinsäuren stören. Das aber ist ein Stören der Lebensbausteine, der grundsätzlichen Lebensidentität. In diesem Sinne wirken *Mykotoxine* kanzerogen (= begünstigen Krebs) und mutagen (= verändern Strukturen).

Superschnelle Vermehrung

Die Vermehrung der Pilze ist nicht von Befruchtung abhängig. Sie läuft über Sporen. Das sind einzellige Teilchen, kleiner und leichter als Staub, die von der Luft zu neuem Terrain weitergetragen werden. Wo sie auf guten Nährboden treffen, keimt sofort ein neuer Pilz. So haben sie Jahrmillionen überstanden und nichts von ihrer Widerstandskraft eingebüßt.

Die Pilzpflanze besteht ausschließlich aus ganz feinen Fäden unter der Oberfläche ihres Nährbodens. Diese Fäden, die sogenannten Myzel der Pflanze, dehnen sich aus, soweit der Nährboden es zuläßt. Dabei lieben fast alle Pilze ein warmes, feuchtes, weiches Milieu.

Was hat der Pilz mit dem Pilz zu tun?

Werden lange, trockene Sommerwochen nach einem Gewitter von Landregen abgelöst – dann »geht man in die Pilze«. Aber das, was wir da für Pfanne und Topf sammeln, ist nicht die eigentliche Pflanze, es sind nur die zu Licht und Luft hinaufgewachsenen hutförmigen Sporenträger. Bleiben sie stehen, dann trocknen die Sporen unter dem Hut und werden vom Wind weitergetragen. Und selbst wenn nicht sofort ein günstiges Terrain sie aufnimmt: Die Sporen können teilweise Jahre warten, um wieder neu auszukeimen. Ihre Widerstandskraft hat die Pilze alle Erdkatastrophen überleben lassen. Ihre Formenvielfalt ist immens.

Auch der deutlich sichtbare *Schimmel* auf Brot oder einer Frucht sind nur die hochgewachsenen Sporen der eigentlichen Schimmelpflanze, die dann meist schon den ganzen Nährboden mit ihren Fäden durchzieht. Und da dieser Schimmelpilz sehr giftig ist, darf der sichtbare Befall nicht einfach weggeschnitten und das Brot dann weitergegessen werden! Es muß weggeworfen werden. Vor allem muß auch das Gefäß gründlich gereinigt werden, worin das Brot lag; dort warten bereits die Sporen auf ihren nächsten Nährboden.

Es gibt wohlschmeckende Pilze, die wir sammeln und essen; man sollte sie genau kennen, sonst ißt man sie nur einmal. Sie eignen sich sogar als Pilz-Antipilz-Diät, wenn man die anderen Pilze bekämpfen will, deren Nährboden wir sind.

Idealer Nährboden Mensch

Die Rede ist von den Pilzen, die in und auf dem Menschen siedeln. Es gab sie sicher immer, aber ihre schädlichen Auswirkungen explodieren weltweit derart, daß eine gründliche Aufklärung im Interesse der Volksgesundheit geboten ist.
»Pilze hat doch jeder.« »Pilze sind überall.« »Pilze gehören einfach zum Leben.« Was ist dran an diesen Behauptungen? Und wo wird Achselzucken gefährlich, ja lebensgefährlich?

In Deutschland sterben jedes Jahr nach der Feststellung eines Ärztekongresses in Berlin rund 10 000 Menschen an den Folgen einer Pilzinfektion. Und noch immer wird diese Krankheit nur bedingt ernst genommen. Oft müssen Patienten ihren Arzt um das Ansetzen einer Pilzkultur bitten, um diesen möglichen Krankheitsherd abzuklären. Je mehr Mykologen (= Pilz-Ärzte) für den Patienten erreichbar sind und je besser die Labors darauf eingerichtet sind, Pilze in Kulturen zu erkennen, um so weniger Chancen haben diese Infektionen.

Krankmachend, also schädlich sind für den Menschen auf direktem Weg drei verschiedene Pilzarten:

- Hautpilze, die unseren Körper von außen befallen, sie gehören zur Gruppe der Dermatophyten,
- Hefepilze, vor allem *Candida albicans*, die unsere Schleimhäute und den Verdauungstrakt heimsuchen,
- Schimmelpilze, die durch ihren Stoffwechsel für den Menschen giftig wirken.

Symptome – Wie erkennt man eine Pilzinfektion?

Wann sollte der Verdacht auf eine mögliche Pilzinfektion erwogen werden? Wie sind erste mögliche und spätere deutliche Symptome zu erkennen? Kreuzen Sie in der folgenden Checkliste Ja oder Nein an. Diese Fragen können Sie auf die Spur von Pilzen führen, die unbedingt von einem Arzt überprüft und genauer bestimmt werden sollten.

So können Sie eine eventuelle Pilzinfektion feststellen

Anzeichen	Ja	Nein
Sind Sie ständig müde, obwohl Sie im Grunde ausreichend schlafen?	X	
Fühlen Sie sich ohne großen Streß völlig erschöpft?	X	
Haben Sie scheinbar ohne Anlaß mit wechselnden Stimmungen zu kämpfen?		
Sind Durchfall oder Verstopfung bei Ihnen an der Tagesordnung?	selbst	
Haben Sie, auch ohne Zwiebeln oder Sauerkraut gegessen zu haben, öfter Blähungen?	X	
Haben Sie im Genitalbereich trotz größter Hygiene mit Juckreiz und Ausfluß zu kämpfen?		X
Haben Sie eine Verschlechterung Ihres Gesamtzustandes seit einer Antibiotika-Therapie festgestellt?		ell
Befinden sich irgendwo auf Ihrem Körper (Kopf, Hände, Füße, etc.) schuppige, juckende, womöglich sogar aufgerissene Wunden?		X

Anzeichen	Ja	Nein
Stellen Sie fest, daß Sie in letzter Zeit fast zwanghaft nach Süßigkeiten und Kuchen greifen?		
Haben Sie manchmal plötzliche Schwäche-anfälle (kalte Schweißausbrüche, zitternde Hände), als seien Sie unterzuckert; der Arzt kann aber nichts finden?		
Ist Ihr Bauch nach Mahlzeiten und besonders zum Abend hin oft schmerzhaft aufgetrieben?		
Sind Sie trotz Normalgewichts in letzter Zeit kurzatmig?		
Haben Sie schon mehrere Diäten hinter sich, mit denen Sie nicht ein einziges Pfund verloren?		
Sind Ihre Leberwerte deutlich schlechter gewor-den, obwohl Sie schwören können, daß Sie keinen Alkohol trinken?		
Haben sich Ihre Haut und Ihr Haar in letzter Zeit deutlich verändert (fettig, unrein)?		

Wenn Sie mehr als zwei dieser Fragen mit Ja beantwortet ha-ben, sollten Sie mit Ihrem Arzt über die Möglichkeit einer Pilzinfektion sprechen. Lassen Sie sich nicht abwimmeln, hilft Ihnen Ihr Hausarzt nicht weiter, wenden Sie sich an Ihren In-ternisten oder Gynäkologen. Schließlich bleibt Ihnen immer noch die Möglichkeit, mit Hilfe Ihrer Apotheke Stuhlproben direkt an Labors zu schicken (Adressen siehe Anhang).

Wo treten Pilze auf?

Fußpilz

Fußpilz beginnt mit einem immer wiederkehrenden Jucken zwischen den Zehen, meistens zuerst zwischen der dritten und vierten Zehe, denn die stehen am engsten, die Durchlüftung ist schlecht, so daß ein warmes, feuchtes Milieu sich dort am ehesten anbietet. Parallel zu diesem Jucken weicht die Haut in der Falte zwischen den Zehen auf, riecht unangenehm (stinkende Füße sind oft ein Hinweis!), und es kann zu tiefen, schmerzhaften Einrissen, sogenannten Rhagaden, kommen.

Die Risikofaktoren für eine Ansteckung sind

- Partner bzw. Familienangehörige mit Fußpilz,
- gemeinsam benutzte Hausschuhe, Handtücher oder Strümpfe,
- die Holzdielen von Saunen (vor allem öffentlichen),
- Fußböden und Treppen von Schwimmbädern,
- Teppichböden in Hotels.

Was nicht heißt, daß jeder Besucher sich in einer Sauna ansteckt. Das ist immer eine Frage der persönlichen Abwehrkraft des einzelnen.

Aber konfrontiert wird sicher jeder mit der Möglichkeit, sich zu infizieren. Und wer einmal Pilze hatte, bleibt gefährdet, sie sich immer wieder zu holen.

Begünstigt wird eine Infektion durch

- das Tragen von Turnschuhen,
- Schuhe mit Kreppsohlen,
- Strümpfe aus synthetischem Material,
- zu enge, modische Schuhe,
- wenn nicht täglich die Füße gewaschen werden,
- mangelhaftes Abtrocknen, vor allem zwischen den Zehen,
- nicht heiß genug gewaschene Strümpfe,
- Bettwäsche, die nicht gekocht wurde.

Die in Schwimmbädern häufig installierten Desinfektionssprüher gegen Fußpilz taugen übrigens nicht viel. Denn sie sind meistens dort angebracht, wo ein weiterer (natürlich nackter) Fußweg zu den Umkleidekabinen unvermeidlich ist.

Nagelpilz

Etwa zwei Millionen Bundesbürger haben eine Nagelpilzinfektion. Weit verbreitet ist die Meinung, man könne nichts dagegen machen, was nicht stimmt. Allerdings ist die Behandlung langwierig. Und da der Pilz meist keine oder kaum Beschwerden verursacht, wird die Notwendigkeit zur Therapie nicht ernst genug genommen. Die meisten Betroffenen verbringen Jahrzehnte mit diesen Schmarotzern an den Füßen und halten es lediglich für ein kosmetisches Problem.

In den gesunden Nagel eines gesunden Menschen kann ein Pilz nicht eindringen. Es muß also Vorschädigungen geben, wenn die Abwehrsituation gegen Pilze schwach ist oder Risikofaktoren sich auswirken, wie sie in erster Linie ältere Menschen betreffen, weswegen tatsächlich Nagelpilz bei Kindern viel weniger vorkommt als bei Senioren.

Risikofaktoren sind:

- Durchblutungsstörungen in den Füßen bei
  - Diabetikern
  - Rauchern
- Patienten mit manifesten Stoffwechselstörungen
- Hauterkrankungen an den Füßen
- falsche Maniküre oder Pediküre
- häufiges Tragen von Gummihandschuhen, in denen die Hände nicht atmen können
- Tragen von zu engen Schuhen
- Nägelkauen

Zu erkennen ist Nagelpilz folgendermaßen:

- Der äußere Nagelrand verändert sich.
- Vermehrte Hornproduktion läßt den Nagel dicker werden.
- Weißlich-gelbe-bräunliche Flecken entstehen.
- Der Nagel wird bröckelig.
- Der Nagel hebt sich schließlich vom Nagelbett ab.

Kopfhautpilz

Jeder zehnte Bundesbürger leidet unter Schuppenbildung auf der Kopfhaut. Kaum jemand indes kommt auf den Gedanken, diese Störung, die oft über Jahre und Jahrzehnte herumgetragen wird, auf einen Pilzbefall untersuchen zu lassen. Dabei ist das oft die Ursache, vor allem bei Kindern, oder wenn die Schuppenbildung nicht weniger wird – trotz regelmäßiger Kopfwäsche und viel frischer Luft.

Woran erkennt man die Möglichkeit, daß die Kopfhaut von Pilzen besiedelt sein könnte?

- Sehr schnell fettende Haare
- rot glänzende Kopfhaut
- Juckreiz zwischen den Haaren
- Entzündung mit anschwellendem Kraterrand
- kleine Eiterstellen
- abbrechende oder ausfallende Haare
- kreisrunder Haarausfall
- weiße bis gelbe, plättchenartige Schuppen

Die Pilzerreger können verschiedenen Ursprungs sein, wes-halb nicht alle Symptome zugleich auftreten und schon eines der genannten ein Hinweis auf Pilze sein kann. Meist handelt es sich um Dermatophyten. Einige werden von Tieren auf den Menschen übertragen, ein anderer Kopfhautpilz, der früher in Europa sehr verbreitet war, wird heute fast nur noch aus der Dritten Welt mitgebracht; es handelt sich um Favus, den *Erbgrind*.

Konfrontiert wird jeder mit Kopfhautpilzen. Aber bei Er-wachsenen reicht die normale Abwehrkraft aus, um dem Pilz kein Terrain zu bieten.

Kinder dagegen werden leichter infiziert und tragen dann diese Parasiten manchmal über Jahre mit ins Erwachsenen-leben.

Eine gründlich abgekratzte Kopfhaut-Probe (nicht nur die locker aufliegenden Schuppen!), die in einem Labor auf Pil-ze untersucht wird, gibt Klarheit, ob ein Befall vorliegt und sagt, welcher, so daß die geeigneten therapeutischen Maß-nahmen ergriffen werden können.

Risikofaktoren sind:

- eine genetische Veranlagung
- das Klima (schwitzen auf der Kopfhaut)
- zu viel oder falsche Kosmetik, die den Säureschutzmantel der Kopfhaut schädigt
- zu selten gewechselte oder ausgekochte Haarbürsten

- Streß, der die Abwehrkraft schwächt
- Reisen in die Dritte Welt
- Katzen, Hunde, Rinder, Meerschweinchen, Hamster

Hautpilze

Auch hier kommen verschiedene Pilzarten als Besiedler in Frage. Grundsätzlich sollte bei jeder Hauterkrankung, die schwer behandelbar ist, auch an die Möglichkeit von Pilzen gedacht werden, zumal das Erscheinungsbild sich oft ähnelt. Vor allem beim *Seborrhoeischen Ekzem*, bei Neurodermitis und bei Psoriasis sollte eine angesetzte Kultur eine Pilzinfektion ausschließen, bevor anderweitig behandelt wird. Eine klinische Untersuchung der Universitätsklinik Frankfurt ergab, daß es sich bei 76 – 84 % der untersuchten Fälle obiger Diagnosen um Pilzinfektionen (oder auch um Pilzinfektionen) handelte.

Schon 1924 wurde allerdings dokumentiert, daß aus einem intestinalen, also inneren Hefepilz-Befall Hautkrankheiten entstehen können. Dann hat der Pilz eine sogenannte *Triggerfunktion*, das heißt, er wird zum Auslöser einer Allergie, Psoriasis oder Neurodermitis, ohne unmittelbar an der Hautoberfläche wirksam zu sein.

Behandelt man dann diese Erkrankung mit Cortison, wird Hefepilz-Befall erst recht weiter begünstigt; behandelt man dagegen primär die Darm-Mykose, so wird Cortison oft überflüssig und damit dem Patienten die entsprechenden Nebenwirkungen erspart.

Zu erkennen sind Hautpilzinfektionen an:

- Juckreiz
- Rötung bis zu Entzündungsherden
- Schuppen

- nässende Körperfalten (Analfalte, unter den Armen, Kniekehlen, unter dem Bauch, hinter den Ohren).
- Es ist aber auch möglich, daß Sie bereits Pilze bewirten, ohne eines dieser Anzeichen zu haben. Wenn irgend jemand aus Ihrem persönlichen Umkreis oder gar Ihr Partner Pilzbefunde haben, sollten Sie sich unbedingt auch untersuchen lassen. Selbst wenn Sie keine Probleme mit den Pilzen haben (und das muß nicht so bleiben), können Sie andere damit infizieren, also zum Überträger werden.

Risikofaktoren sind:

- allgemein geschwächte Abwehrkraft
- Ansteckung durch Partner
- unzureichende Sauberkeit (gemeint sind mehr das Wechseln und Auskochen der Handtücher und der Wäsche als tägliches Duschen)
- andere Pilze, die sich auf der Haut ausbreiten
- ungenügendes Abtrocknen
- falsche Kosmetik (die den Säureschutzmantel der Haut angreift)

Pilze an den Geschlechtsteilen

Es gibt kaum eine Frau, die nicht mit Vaginalpilzen konfrontiert worden wäre. Gerade der warme, weiche, feuchte Schambereich ist idealer Nährboden für Pilze. Die Gefahr dieser eigentlich gut zu behandelnden Mykose ist einerseits, daß die Pilze in den Körper hinaufsteigen können, andererseits die immer wieder neue Ansteckung und Wiederansteckung zwischen Sexualpartnern, der sogenannte Pingpong-Effekt. Deswegen sollte immer offen über eine Erkrankung geredet werden und beide (alle) Partner sollten sich auf jeden Fall behandeln lassen.

Eine weitere Gefahr bilden Vaginalpilze in der Schwangerschaft, weil sie den Geburtskanal infizieren und das Baby dann fast notwendig mit Pilzen zur Welt kommt. Seine Abwehrkraft ist noch kaum ausgebildet und das Kind hat unter *Soor (= Mundpilz)*, *Windeldermatitis* oder Hautpilzinfektionen zu leiden. Deswegen wird heute generell während einer Schwangerschaft von verantwortungsvollen Gynäkologen mehrmals eine Pilzkultur angesetzt, um dieses Risiko auszuschließen. Wenn eine Infektion vorliegt, so ist sie auch während dieser Zeit gut und nebenwirkungsfrei zu behandeln – nur: behandelt werden muß sie unbedingt!

Wie erkennt man Vaginalpilz?

- Jucken
- weißlicher Ausfluß
- Entzündung
- Brennen

Risikofaktoren:

- Infektion durch einen Partner
- ein Pilz an anderer Körperstelle und Ansteckung über Hände, Kleidung, Handtücher
- Schwimmbäder, vor allem Hallen
- ungenügende Sauberkeit

Kommt eine Frau mit entsprechenden Beschwerden zum Gynäkologen, so erkennt dieser meist schon bei der Untersuchung eine eventuelle Pilzinfektion. Sicherheit gibt ein Abstrich, den er auf entsprechendem Nährboden ansetzt.

Im positiven Fall sollte der Partner mitbehandelt werden, da die Abwehrkraft gerade auf den Schleimhäuten der Geschlechtsteile kaum stark genug ist, um gegen Ansteckung gefeit zu sein.

Niemand spricht gern über eine ansteckende Erkrankung im Genitalbereich, aber bei Pilzen an den Geschlechtsteilen dürfen Sie nicht schweigen. Sex ist nicht die einzige Übertragungsmöglichkeit, auch die gemeinsame Nutzung von sanitären Anlagen oder von Handtüchern bzw. Waschlappen kann ansteckend sein.

Nur wenn Sie gemeinsam gegen die Pilze vorgehen (dabei helfen die Medikamente vom Arzt, die Diät und fast klinische Sauberkeit), haben Sie eine Chance, die kleinen Schmarotzer ein für allemal loszuwerden.

Pilze im Verdauungstrakt

Gemeint sind hauptsächlich Hefepilze und allen voran *Candida albicans*. Die Infektion durch diesen Pilz breitet sich seit einigen Jahren in Deutschland explosionsartig aus. Und es ist leider erst sehr spät und nicht ernst genug dagegen angegangen worden.

Die Reihe der Primär- und Sekundärbeschwerden ist sehr lang. Aber noch immer sind viele Ärzte, selbst einige Labors, der Meinung, *Candida albicans* sei in der normalen Darmflora in einem bestimmten Maß (10^2 bis 10^3 pro Gramm Stuhlprobe) zu tolerieren und werde erst störend und behandlungsbedürftig, wenn dieses Maß überschritten wird (pathogen erst ab 10^6). Das stimmt nicht!

Wenn man bedenkt, daß aus zehn Candida-Pilzzellen in einer einzigen Nacht eine Million Pilzzellen wachsen können – optimale Bedingungen vorausgesetzt – und daß wir von Natur aus nahezu allen Pilzen ein viel zu gutes Milieu bieten, dann sollten doch auch geringere Besiedlungen sofort behandelt werden. Sonst besteht die Gefahr von Weiterungen, vor allem den möglichen schwereren Erkrankungen in der Folge einer Pilzinfektion.

Der Meinung, Pilze gehörten doch zu allem Lebenden und durchaus auch in den Verdauungstrakt, setzt der Mykologe Prof. Rieth, Hamburg, entgegen: »Pilze sind nicht überall! Obwohl der Durchseuchungsgrad hoch ist, entspricht die Behauptung, jeder Mensch habe Pilze, nicht den Tatsachen. Pathogene Hefen gehören nicht in die gesunde, normale Darmflora.«

Allerdings besiedeln über 400 Bakterienarten unseren Darm und machen die gesunde Darmflora aus und halten sie lebendig. Sie garantieren für das Funktionieren des darmassoziierten (= zum Darm gehörenden) Immunsystems GALT; das heißt: Darmbakterien plus Immunzellen geben Pilzen keine Chance. Nur eine gestörte Darmflora läßt eine Pilzbesiedlung zu.

Hauptwohnsitz des Immunsystems: der Darm

Gesund oder krank ist im Darm wie am ganzen Körper ausschließlich eine Frage des Immunsystems. Der Darm ist der Hauptsitz für die Immunstärke eines Menschen. Im unteren Dünndarm befinden sich Haufen von Lymphfollikeln, die sogenannten *Peyerschen Plaques,* die das primäre Immunorgan des Körpers darstellen, denn sie sind verantwortlich für die Entwicklung antikörperbildender Zellen, die wiederum Krankmacher abwehren. Defekte in den Peyerschen Plaques bedeuten, daß sich Pilze ansiedeln können. Damit sinkt die Immunpotenz weiter und der Kreislauf schließt sich: noch mehr Pilze können sich ausbreiten.

Werden also zum Beispiel Antibiotika eingesetzt gegen die Erreger von Anginen, Lungenentzündung, Eiterherden, so greifen diese auch die gesunde Darmflora an, schädigen ihre Abwehrfunktion und bereiten Pilzen das Terrain.

Die Risikofaktoren sind vielfältig:

- Jede Antibiotika-Behandlung wie jede Infektion verschieben die natürliche Darmbesiedlung und schaffen damit potentiellen Freiraum für Pilze
- geschwächtes Immunsystem (Immunsupression), angeboren oder auch erworben
- bei chronischen Infekten
- Diabetes
- zu viele Süßigkeiten
- Krebs (Zytostatika-Behandlung)
- Aids

- kleine Kinder, deren Immunsystem noch nicht voll entwickelt ist
- hohes Alter mit natürlich geschwächter Abwehrkraft
- Cortison-Behandlung
- jede Veränderung des Hormonhaushalts
- Antibabypille
- Hormongaben in den Wechseljahren
- Schwangerschaft
- Verletzungen
  – der Haut
  – der Schleimhäute
- Operationen
- Allergien
- Röntgenstrahlen
- Ansteckung
- Re-Infektion durch noch latent schlummernder Restpilze

Der ganze Verdauungstrakt kann von Pilzen besiedelt werden: Mundhöhle und Zunge, Speiseröhre, Magen, Dünndarm und Dickdarm.

Typische Symptome, die auch einzeln auftreten können, sind:

- Belegte Zunge (weißlich und abstreifbar)
- Mundgeruch
- Aufstoßen
- Blähbauch
- Blähungen
- Verstopfung oder Durchfall
- Verlangen nach Süßem und Mehlspeisen (Nudeln, Brötchen, etc.)

Mögliche Symptome einer erweiterten Pilzinfektion:

- Engegefühl in der Brust

- Atemnot
- chronischer Husten
- chronischer Schnupfen
- Zungenbrennen
- Erschöpfung und ständige Müdigkeit
- Muskel- und Gelenkschmerzen
- Allergien
- Migräne und Kopfschmerzen
- schlechtes psychisches Befinden

Organbefall durch Pilze

Gefährdet sind die Körperorgane nur bei geschwächtem Immunsystem und dann vor allem durch Hefepilze, *Candida albicans*, die ein invasives (= eindringendes) Wachstum haben. Im Gegensatz zu den Schimmelpilzen brauchen Hefen keinen Sauerstoff zum Leben. Sie wachsen dimorph (= zweigestaltig) mit einer Hefe- und einer Myzel-Phase. Die ausgestreckten Myzel-Arme des Pilzes haben Fermente an den Spitzen. Das sind Stoffwechselprodukte, mit denen sich der Pilz an der Schleimhaut festsaugen kann. Geschieht das an der Darmwand, so kann er diese durchstoßen.

Diese Myzel-Phase ist jedoch nur in saurem Milieu möglich. In neutralem Milieu kann der Pilz sich nicht festklammern. Dann löst er sich von der Darmwand.

Es ist also bei einem intestinalen Pilzbefall wichtig, das richtige Säure-Basen-Milieu zu schaffen. (Obstessig in Wasser trinken, rohes Sauerkraut essen.) Der pH-Wert des Darmes muß auf Normalzustand gebracht werden.

Gift für einen Patienten mit innerem Pilzbefall ist alles Süße! Zucker macht den Darm sauer! Zucker ist die notwendige Hauptursache zur Vermehrung von Hefepilzen. Nur in der Anwesenheit von Zucker ist die Entwicklung von Myzeln

(= Sproßzellen) möglich, die sich zwischen den Zotten der Darmwand festsetzen. Diese Pilznester werden zum Ausgangspunkt für die Perforation der Darmwand und die Penetration durch sie hindurch. Sie produzieren die gefährlichen Fermente *(Lipasen, Proteasen, Phospholipasen)*, die in die Darmwand filtrieren und diese durchstoßen können.

Allerdings: Gerade wenn es dem Pilz im Darm zu sauer wird, wenn die notwendige süße Nahrung ausbleibt, versucht er, den Darm zu perforieren, um in die Blutbahn zu gelangen, wo er sich vom Blutzuckergehalt wieder gut ernähren kann.

Eine gefährliche Kettenreaktion

Mit dem Blut wandert der Pilz dann weiter in die Organe; mit der Lymphe in den Lymphgefäßen in die Lymphknoten und die Milz. Es entstehen Stauungen im Lymphbereich, ein Rückstau von der Milz zu Galle, Leber, Bauchspeicheldrüse. Siedelt der Pilz sich in Organen an, die er auf diesem Wege erreicht, so wird er zur bedrohlichen Erkrankung, einer Vergiftung, die häufig nur schwer und leider oft zu spät diagnostiziert wird.

Durch Organ-Pilzbefall wird eine erhöhte Herzbelastung wahrscheinlich, durch sie und eine Störung der Nebennierentätigkeit können Kreislauf und Hormonhaushalt durcheinandergeraten. Ein Befall der Niere beeinträchtigt den Wasserhaushalt des Körpers und damit wiederum den Mineralstoff- und Spurenelementegehalt. Eines greift ins nächste.

Das kann zum Niedergang lebender Strukturen unter natürlicher Beteiligung von Pilzen führen. Daß daraus depressive Zustände erwachsen können, liegt auf der Hand.

Warum ein kranker Darm traurig macht

Eine überlieferte Wahrheit der Naturheilkundler sagt: »Im kranken Darm kommt die Traurigkeit zur Geburt.« Die Mediziner drücken es drastischer aus: »Im kranken Darm wohnt der Tod.«

Tatsächlich sind in Deutschland 8000 bis 10 000 Todesfälle jährlich belegt, bei denen auf Intensivstationen Patienten an disseminierten Mykosen sterben, das heißt, daß eine Pilzinfektion mit ihren Weiterungen zu irreparablen Schäden geführt hat. Symptome derartiger Infektionen können sein:

- ständige Müdigkeit
- Kopfschmerzen
- chronisches Hüsteln oder Husten
- Stauungen in Lymphbahnen oder im Bauchraum
- Gelenkbeschwerden
- Rheuma, Arthritis, Gicht
- Durchfälle oder Verstopfung
- Blähbauch
- Kurzatmigkeit
- Druckgefühl auf dem Herzen
- wiederkehrende Blasenentzündungen
- Allergien
- unreine Haut
- sinkende Libido (= sexuelle Lust)

Wie diese Aufzählung zeigt, sind das alles Beschwerden, die jeder gelegentlich mal hat und die durchaus nicht von einer Pilzinfektion herrühren müssen. Aber gerade bei einem chronischen Beschwerdebild, wenn eines oder mehrere dieser Symptome immer wieder auftreten, sollte bei der Diagnose unbedingt die Möglichkeit einer Mykose mitbedacht werden. Kommt der Therapeut nicht auf die Idee, dann sollte der Patient sie einbringen!

Pilze als Parasiten an Tieren

So wie Pilze an und im Menschen als Parasiten siedeln und schädigen, so können auch Tiere befallen sein. Gerade unsere Haustiere und Hoftiere leben nicht mehr artgerecht, das heißt, daß vielfach auch ihr Immunsystem so geschädigt ist, daß sie Pilzen nicht genügend Abwehrkraft entgegensetzen können. Häufig wird ein Pilzbefall erst sehr spät von den Betreuern bemerkt, oft auch erst mit anderen Störungen verwechselt. Leider weisen Tierärzte zu selten darauf hin, an diese Infektion zu denken – zumal sie meist ansteckend auch für den Menschen ist.

Hund

Kratzt sich der Hund häufig und ist trotz genauem Suchen zwischen den Haaren (vor allem auf der Bauchdecke) kein Floh zu entdecken, findet man statt dessen rote entzündliche Stellen, die nässen und eventuell mit einem Kraterrand versehen sind, so sind Pilze möglicherweise die Parasiten.

Nur ein bereits geschädigtes Hautmilieu wird von Pilzen befallen. Der intakte Milchsäure-Schutzmantel und die normale Talgabsonderung der Haut wirken fungizid (= Pilze tötend). Es reicht nicht, die Haut lokal zu behandeln. Das Terrain muß entstört werden, sonst ist die nächste Besiedlung vorprogrammiert. Meist reicht es, über das Futter den Stoffwechsel zu entstören, damit auch auf der Haut die körpereigene Abwehrkraft wieder wirksam wird.

Bekämpfung des Pilzes:
Sehr bewährt hat sich die Umstimmung des pH-Wertes der Haut. Der Hund wird an drei aufeinanderfolgenden Tagen gebadet oder gründlich abgewaschen mit einer 0,5%igen Kupfersulfatlösung (= 5 g Kupfersulfat, -vitriol auf 10 Liter Wasser).
Dazwischen werden die befallenen Stellen mit einer antimykotischen Salbe bestrichen. Auch Echinacea-Salbe eignet sich.
Zur innerlichen Behandlung reagieren Hunde ausgezeichnet auf Hömöopathika (zum Beispiel Cinnabaris D4, 3 mal täglich 1 Tablette 3 Wochen lang).

Katze

Am anfälligsten sind Katzen für die sogenannte *Glatzflechte*. Da sie bei schwacher Abwehrlage – vor allem bei Kindern – auf den Menschen übertragbar ist, sollte unbedingt energisch behandelt werden. Auch andere Tiere werden natürlich leicht infiziert.

Zu erkennen ist die Pilzerkrankung daran, daß die Katze sich dauernd kratzt und leckt. Etwas später zeigt das Tier kreisrunde, rote Stellen, die an ihrem äußeren Rand etwas schuppig wirken. Sie treten vor allem am Hals, Kopf und an den Beinen auf. Es gibt kaum Entzündungen, aber dicke schuppige Auflagerungen. Die Haare rundherum lassen sich leicht ausziehen.

Werden diese Stellen größer als ein Fünfmarkstück, dann sollte ein Tierarzt oder -heilpraktiker zur Behandlung hinzugezogen werden.

Bekämpfung des Pilzes:
Die Haare rund um die befallenen Stellen abschneiden (nicht rasieren, das wäre unnötige Quälerei), die Stellen mit Äther entfetten und dann mit Jod oder Echinacea-Urtinktur oder Mycandenlösung (Apotheke) bepinseln. Diese Prozedur sollte an fünf aufeinanderfolgenden Tagen durchgeführt werden. Die Katze darf erst wieder loslaufen, wenn die Tinktur eingetrocknet ist.
Dazu gibt man innerlich ein Homöopathikum: Sepia D6, am besten in Tropfenform, da eine Katze kaum bereit ist zu schlucken, was ihr nicht paßt. Man taucht die Pfote leicht ein, dann leckt sie das Medikament ab.
Bewährt hat sich auch, die Katze in Echtem Tyroler Stein-Öl-Bad zu baden und diese Prozedur einmal wöchentlich so lange zu wiederholen, bis der Pilzbefall beendet ist.

Pferde

Pferde können an verschiedenen Pilzerkrankungen leiden. Möglich wird eine Infektion nur bei einer Vorschädigung, die die natürliche Abwehrkraft geschwächt hat. Das ist sehr oft ein Mangel an Mineralstoffen, worüber ein Blutbild Aufschluß gibt. Auch eine Überfütterung mit Eiweiß setzt die Abwehrkraft herab. Oder schlechte Durchblutung hat die Haut so geschwächt, daß sie Pilzen ein Terrain bietet.

Bei allen Pilzerkrankungen sollte die Therapie begleitet werden von einer Stärkung des körpereigenen Abwehrsystems.

Der häufigste Pilz ist die *Glatzflechte*. Sie tritt vorwiegend an Hals und Beinen auf, kann aber auch den ganzen Körper befallen. Zu erkennen ist diese Infektion an kreisrunden Stellen, auf denen die Haare ausfallen und deren Ränder schuppig sind.

Bekämpfung des Pilzes:
Bei Pferden hat sich eine Eigenblut-Behandlung bestens bewährt. Der Tierarzt oder Heilpraktiker nimmt einige ml Blut aus einer Vene, ergänzt es eventuell mit Echinacea und spritzt diese Mischung in einen Muskel wieder ein. Diese Behandlung sollte bei jeder Art Pilzinfektion begleitend eingesetzt werden.
Innerlich wird homöopathisch Sulfur D6 und Sepia D4 gegeben (je 3 mal täglich 4 Tabletten). Außerdem sollen die befallenen Stellen täglich mit Echinacea Urtinktur bestrichen werden.

Handelt es sich bei der Pilzbesiedlung um einen *Haarpilz*, so siedelt dieser unter der Mähne. Ohne Juckreiz bilden sich Schuppen.

Auch hier reagiert das Pferd sehr gut auf Homöopathie: 3 mal täglich je 4 Tabletten Arsenicum album D4 und Natrium muraticum D4. Sulfur D6 wirkt unterstützend.

Auch eine *Fadenpilzerkrankung* (= *Trichophytie*) ist möglich. Sie beginnt am Rumpf und breitet sich auf den ganzen Körper aus. Das Pferd »schubbert« sich oder versucht, sich zu wälzen, weil es unter starkem Hautreiz und Juckreiz leidet. Die Haut schuppt, Haare fallen aus, kleine eitrige Herde entstehen, die verschorfen.

Dreimal täglich je 4 Tabletten Hydrocotyle D6 und Sepia D6, dazu unterstützend Sulfur D6. Die befallenen Stellen können mit Echinacea-Salbe oder Echinacea Urtinktur bestrichen werden.

Eine *mykotische Dermatitis* ist meist verbunden mit einer Entzündung der Lymphknoten. Sie tritt hauptsächlich an den Beinen des Pferdes auf: es bilden sich Knötchen auf der Haut, die verschorfen, vereitern und bis zu offenen Beinen führen können.

Äußerlich Säurebäder (Umschläge) mit Quercus-Essenz, dazu 3 mal täglich je 4 Tabletten Equisetum D4 und Argentum nitricum D4.

Federvieh und Kleintiere

Auch Vögel (vor allem Papageien), Hamster und Meerschweinchen zeigen Pilzbefall und können zu ansteckenden Spielgefährten, vor allem für Kinder, werden. Erkrankt ein Kind an Haut- oder Kopfhautpilz, so sollten zunächst auch die Tiere, mit denen es Umgang hat, untersucht werden. Sonst folgt auf die erste Infektion ganz schnell die nächste.

Umgekehrt sollte jeder Tierhalter, der bei seinen Schutzbefohlenen Pilze diagnostiziert, dann auch alle Personen darauf hinweisen, die mit dem Tier Kontakt haben. Zu oft werden die ersten Anzeichen einer Infektion übersehen. Dabei sind Pilze um so schwerer zu behandeln, je länger man von ihnen befallen ist.

Keine Chance für Pilze:
So reparieren und schützen Sie Ihr
Immunsystem

Bei den verschiedenen Möglichkeiten einer Pilzinfektion ist immer wieder darauf hingewiesen worden, wie wichtig ein gut funktionierendes körpereigenes Abwehrsystem ist. Ist die Immunkraft stark, haben Pilze keine Chance, an welcher Körperstelle sie es auch versuchen.

Das heißt, wo das Immunsystem von Natur schwach oder durch Krankheit geschwächt ist, da siedeln über kurz oder lang Pilze. Denn Pilze sind immer da und warten nur darauf, geeignetes Terrain zu finden.

Besonders gefährdet sind alle im Immunsystem-Vorgeschädigten, weswegen es auch heißt: »Eine Pilzinfektion ist die Erkrankung Kranker.« Das betrifft

- Diabetiker
- Krebskranke
- Aids-Kranke
- durch Antibiotika im Immunsystem Geschwächte
- Patienten nach oder bei Hormonbehandlung
- frisch Operierte
- durch Röntgenstrahlen Geschwächte
- Kranke, die mit Cortison behandelt wurden
- alte Menschen
- kleine Kinder

Um Pilzbefall vorzubeugen, ist es also außerordentlich wichtig, die Immunabwehr zu stärken, wofür es viele gute Möglichkeiten gibt. Das hilft dann nicht nur gegen Pilze, sondern auch gegen die meisten anderen Krankheitserreger ebenso, von der einfachen Erkältung bis zu schweren Infektionskrankheiten.

Selbst Operationen werden mit einem starken Immunsystem besser überstanden. Und auch den (noch) fast unheilbaren Krankheiten wie Krebs und Aids ist – wenn überhaupt – nur mit starker körpereigener Abwehr erfolgreich zu begegnen.

Ererbte Abwehrkraft allein genügt nicht

Der Körper hat zwei verschiedene große Abwehrbereiche: die angeborene Immunität und die erworbene Immunität. Das Baby verfügt nur über seine angeborene Abwehrkraft und ist damit Angriffen weitaus mehr ausgesetzt als das Kleinkind, das schon einige Male mit Schnupfen, Husten oder Mückenstichen konfrontiert wurde und Abwehrkräfte sammelte.

Beim alten Menschen lassen dann sowohl die Kraft des angeborenen als auch des erworbenen Immunsystems nach: Er wird wieder anfälliger und braucht besondere Stärkung durch bewußte Lebensführung, die die nachlassenden Kräfte unterstützt.

Der menschliche Panzer: die Haut

Zur angeborenen körpereigenen Abwehr gehört als erstes die Schutzschicht der Haut rund um den Körper und der Schleimhäute an den Körperöffnungen. Sie zu erhalten und zu stärken ist wichtig auch gegen Pilze, die darauf warten, sich auf ihr anzusiedeln oder gar sie zu durchbrechen.

Die Haut schützt sich wiederum mit einem natürlichen Säureschutzmantel, das heißt, die gesunde Haut sollte stets ein leicht saures Milieu haben. Wer sich täglich morgens und abends unter der Dusche schrubbt, der nimmt der Haut leicht den Schutz, den sie braucht, vor allem, wenn beim Baden oder Duschen Seifen oder Duschgels verwandt werden, die diese notwendige Säure zerstören. Dasselbe gilt für Cremes und Lotions bei der Körperpflege.

Es lohnt sich, darauf schon beim Einkauf zu achten: Kosmetika sollten im sauren Bereich gepuffert sein, natürlich rückfettend wirken, dürfen aber keinesfalls die Poren verstopfen. Viele Präparate haben entsprechende Hinweise. Sonst lohnt es sich zu fragen. Das Teuerste ist oft durchaus nicht das Beste!

Die biologische Uhr

Alles, was lebt, unterliegt Rhythmen. Je gleichmäßiger diese ablaufen und sich wiederholen, um so ausgewogener und damit gesünder lebt es sich. Das beginnt beim Menschen bei Atem und Herzschlag in ruhig gleichförmiger Wiederkehr und führt bis zu den großen Rhythmen des Mondes und der Jahreszeiten.

Wichtig für die Stabilität des Immunsystems ist die möglichst ausgewogene Gleichmäßigkeit von Schlaf und Essen. Es soll damit keiner starren Form das Wort geredet sein, aber es bringt schon viel, sich hier einen bestimmten Rhythmus vorzunehmen, so daß ein Abweichen davon die Ausnahme bleibt.

Schlaf

Je nach Blutdruck, Typ, Veranlagung und Erziehung hat jeder ein unterschiedlich großes Schlafbedürfnis, das wiederum mit zunehmendem Alter geringer wird. Es schwankt zwischen maximal neun Stunden und minimal fünf bis sechs Stunden. Diese Zeit benötigt der Körper, um ohne Ablenkung und andere Aufgaben sich ganz seiner Regeneration zu widmen. Auch das Immunsystem braucht diese Pause. Diese Schlafstunden sollten ungefähr immer um die gleiche Zeit liegen. Der Körper verbraucht weniger Kraft, wenn seine Regeneration in einem bestimmten Rhythmus geschieht.

Essen

Jeder weiß es, und doch halten sich so wenige daran: viele kleine Mahlzeiten sind weitaus gesünder, das heißt körpergerechter, als zwei bis drei große, die dann zwangsläufig ermüden und dem Körper außer für Verdauung für nichts mehr Kraft übrig lassen.

Heute geht es in den Industrieländern kaum mehr darum, satt zu werden, sondern darum, vernünftig zu leben und sich den Genuß am Essen dabei nicht zu verderben. Die Kraft des Körpers – und damit auch die Abwehrkraft – baut am besten auf, wer ganz nach altem Muster »frühstückt wie ein König, zu Mittag ißt wie ein Edelmann und zu Abend wie ein Bettler«. Dann muß die Verdauung in der Nacht nicht Schwerarbeit leisten, und der Körper hat Kräfte frei für seine Regeneration.

Man soll nie hungrig werden – und nie »pappsatt«. Die Erziehung dazu beginnt damit, was Kindern für die Schulpause mitgegeben wird; eben nicht zwei Mark für den Kiosk an der Ecke!

Alle zwei Stunden eine Kleinigkeit heißt nicht: ein Schokoriegel oder ein Würstchen aus der Dose! Mal ein Apfel, mal eine Banane, ein knuspriges Stück Vollkornknäckebrot mit Kräuterquark, ein paar Haferflockenkekse – das sind die richtigen Pausenfüller. Hat man erst einmal Geschmack daran gefunden, dann freut sich auch der Gaumen darauf!

Kleiner Stinker mit großer Wirkung: Knoblauch

Auch Zwiebeln sind unter den Gemüsen oder Salaten außerordentlich gesund, aber Knoblauch hat so viel Vitamin B_1 für das Immunsystem, daß er in keiner Küche fehlen sollte. Ein Glas Milch nach dem Essen oder das Knabbern einer rohen Karotte nehmen weitgehend den störenden Geruch.

Knoblauch verhindert zu starke Gärungsbildung im Darm und verjagt dadurch Pilze. Es wirkt gegen krankmachende Bakterien, schützt zusätzlich die gesunde Darmflora. In den knoblauchreichen Küchen des Balkans und des Ostens sind die gängigen Magen-Darm-Infektionen viel seltener als bei uns.

Bausteine der Abwehr: Vitamine, Mineralien und Spurenelemente

Das körpereigene Abwehrsystem besteht außer Haut und Schleimhaut aus den weißen Blutzellen (= Lymphozyten), (deren Produktionsort) Knochenmark und Thymusdrüse sowie Enzymen, die eindringende Erreger zerstören.

Es ist wichtig, daß dieses Immunsystem kräftig und immer bereit zum Einsatz ist. Dazu gehört eine ausreichende Versorgung mit den notwendigen Bausteinen.

Ausgewogene, vielseitige Ernährung, in der genug frisches Obst und Gemüse, aber auch gesundes Fleisch enthal-

ten sind, macht die zusätzliche Einnahme von Pillen überflüssig. Ist man jedoch nicht sicher, daß die Kost richtig zu-
sammengesetzt ist, so schadet ein Mehr kaum. Es gibt (außer
beim Vitamin A) kein Zuviel. Der Körper scheidet unbelastet
wieder aus, was er nicht verwerten kann.

Vitamin A
Dies Vitamin ist für das Immunsystem äußerst wichtig. Vor allem die Schleimhäute stabilisieren sich durch Vitamin A.
Aber auch das Schrumpfen der Thymusdrüse, das etwa mit
40 Jahren einsetzt, wird verlangsamt. Diese Drüse produziert
mit den T-Lymphozyten eines der wichtigsten Blutkörperchen in der körpereigenen Abwehr.
   Vitamin A ist reichlich vorhanden in

- Karotten, Spinat, Kürbis, Papaya, Grünkohl, Brokkoli, Pa-
prikaschoten, Tomaten, Avocados und Kalbsleber.

Vitamin A sollte mit der Nahrung ausreichend angeboten
und nicht künstlich hinzugefügt werden. Es ist das einzige
Vitamin, von dem man nicht zuviel zu sich nehmen sollte.
Der tägliche Bedarf an Vitamin A beträgt bei Erwachsenen:
800 (Frauen) bzw. 1000 (Männer) Mikrogramm.

Vitamin C
Ascorbinsäure, wie Vitamin C auch genannt wird, kann man
gar nicht zuviel aufnehmen. In den USA nennt man es das Su-
perantibiotikum. Denn es stärkt die Abwehrkraft gegen alle
Eindringlinge, auch gegen Viren und Pilze, während Antibiotika nur gegen Bakterien wirksam werden. Der Körper
benötigt Vitamin C, um Antikörper (= Eiweißmoleküle im Immunsystem) zu produzieren. Auch für die Stärkung des Bin-
degewebes ist es notwendig, damit die Wände der Blutge-
fäße elastisch und stabil bleiben und unter anderem keine
Pilze hindurchlassen.

Eine Antioxidatien-Therapie mit Megadosen (bis zu 200 g am Tag) Vitamin C soll selbst in der Krebs- und Aids-Abwehr Erfolge gebracht haben; wieviel leichter ist dann eine beginnende Erkältung zurückzuschlagen!

Vitamin C ist enthalten in

- Orangen, Zitronen, Grapefruit, Holunderbeeren, Himbeeren, Kiwis, Zwiebeln, Spinat, grünen Erbsen, Kohlrabi und Kohl.

Wenn man gesund ist, reicht eine Kiwi oder Orange regelmäßig pro Tag aus, um den Vitamin-C-Bedarf zu decken.

Vitamin-B-Gruppe

Auch diese Vitamine sollten ruhig – auch vorbeugend – gegen Infektionen eingesetzt werden. Der Körper braucht die B-Vitamine, um in der Abwehr die Lymphozyten zu aktivieren.

Am wichtigsten aus der ganzen Gruppe ist Vitamin B_{12} für den gesamten Organismus. Deswegen sollten in einem ausgewogenen Speisezettel nie fehlen:

- Leber (auch Hühnerleber), Makrelen, Eigelb (Vorsicht bei zu hohem Cholesterinspiegel), Weizenkeime, Sojabohnen, Walnüsse, Käse, Bananen, Nüsse, Spinat und Pilze.

Mineralien

Eisen, Zink, Kalzium und Magnesium sind für die Versorgung des Körpers notwendig. Viele Zellen und Enzyme können überhaupt nur mit ihrer Mitwirkung hergestellt werden, vor allem die Zellen des Immunsystems. Auf den Speisezettel gehören deswegen:

- Eisen in Form von Rind-, Kalb- und Hammelfleisch, Geflügel, Leber, Fisch (vor allem Seefisch), Vollkorngetreide und Vollkornbrot.
- Zink in Form von Rind-, Kalb- und Hammelfleisch, Fisch, Meeresfrüchten, Eiern, Milch, Vollkorngetreide und -brot, Hülsenfrüchten.
- Kalzium in Form von Milch, Käse, Butter und Margarine, grünem Gemüse, Sojabohnen, Hülsenfrüchten, Nüssen.
- Magnesium in Form von Vollkorngetreide und Vollkornbrot, grünem Gemüse, Hülsenfrüchten, Nüssen, Milch, Fisch.

Spurenelemente

Für ein bestmögliches Funktionieren der körpereigenen Abwehr sind als Spurenelemente auch wichtig: Kalium, Silizium, Mangan, Molybdän und Chrom, die alle in obigem Ernährungsangebot bereits ausreichend vorhanden sind.

Hydrotherapie:
das Immunsystem und Wasser

Von Gesundheitsvater Sebastian Kneipp läßt sich auch in bezug auf das Immunsystem viel lernen. Der richtige Umgang mit Wasser härtet ab, indem er die Abwehrkraft stärkt.

- Viel trinken (mindestens zwei, besser drei Liter am Tag) regt die Nierentätigkeit zum Entschlacken an. Und mit den Schlacken werden Gifte und unliebsame Eindringlinge ausgespült. Je nach Qualität kann man an den meisten Orten durchaus Leitungswasser trinken, wenn das Herbeischleppen solcher Mengen Mineralwasser zu mühsam oder teuer ist.

■ Wasser heiß und kalt. Gleichgültig ob unter der Dusche, ob
  Ganzkörperwaschungen oder Unterarmbäder, ob anstei-
  gendes Fußbad oder Bespritzen des Gesichtes: der mehr-
  malige Wechsel von Warm auf Kalt und zurück regt die
  Durchblutung der Haut an, die Poren ziehen sich zusammen und öffnen sich wieder – es kommt Bewegung in die
  Haut, sie wird stabiler, elastischer und abwehrstärker. Dabei hört man vor dem Schlafengehen stets mit Warm auf,
  beim Aufstehen mit Kalt! Und man fängt immer an Händen
  und Füßen an und arbeitet auf das Herz zu. Viele Einzelin-
  dikationen (Herz, Kreiskauf, Blutdruck, Krampfadern etc.)
  gehen über die Hydrotherapie zur Stärkung des Immuns-
  stems hinaus.

■ Auch der Gang in die Sauna stärkt die Abwehrkraft. Und
  auch hier gilt: Nur der regelmäßige Saunabesuch hat Erfolg. Man muß lernen, sich in der Sauna richtig zu verhal-
  ten, das heißt zu entspannen und richtig zu schwitzen.
  Und man darf es nie übertreiben. Bei Herzproblemen
  oder hohem Blutdruck soll nur der Geübte nach Rück-
  sprache mit seinem Arzt oder Heilpraktiker sich die Sauna zumuten.

Kurz und schmerzlos:
Setzen Sie sich in Bewegung!

Hier ist nicht von Leistungssport, ja kaum von Sport die Rede. Gemeint ist vielmehr die regelmäßige ausreichende Bewegung, möglichst an frischer Luft. Das Regelmäßige ist das
entscheidende!

Der Körper braucht lebensnotwendig genügend Sauerstoff. Nur wo die Lungen das Blut und dieses den ganzen
Stoffwechsel und alles Zellwachstum mit Sauerstoff versorgen, sind Abwehrkraft und Gesundheit stark.

Wer sich nicht aufraffen kann, einmal die Woche zur Gymnastik zu gehen, wer wegen der Pilzinfektionsgefahr Schwimmbäder meidet und zum Radfahren ungünstig wohnt, der sollte doch *morgens* im Schlafanzug *zwei* (!) Minuten am offenen Fenster stehen und langsam die Arme kreisen lassen (mit dem Einatmen heben, mit dem Ausatmen sinken lassen). Und jeder sollte als allerletztes *am Abend fünf* Minuten um den Hausblock gehen! Der Körper bekommt eine Sauerstoffdusche, der Kopf wird »gelüftet«, und ruhiger Schlaf ist der Lohn.

Wenn Sie eine gute Ausrede brauchen: Dies ist einer der Gründe, warum sich – vor allem für ältere Menschen – die Anschaffung eines Hundes als Segen entpuppen kann!

Krankheitsfaktor Streß

Jeder weiß, daß Streß schadet. Die ersten Anzeichen wie dauernde Müdigkeit, Kopfschmerzen, Nervosität, Abgespanntheit kennen die meisten Berufstätigen und Hausfrauen mit Kindern nur zu gut. Schließlich zieht sich der Körper an einem bestimmten Punkt der Überlastung in eine Krankheit zurück.

Die Körperabwehr wird geschwächt, was eine Grippe oder eine andere Infektion zur Folge haben kann. Aber das sind nicht nur Hilferufe des Körpers, sondern auch des Geistes und der Seele.

Nirgendwo ist die Einheit der drei Ebenen (Körper, Geist, Seele), die einen Menschen ausmachen, deutlicher zu spüren als in der sensiblen Reaktion des Immunsystems. Ist die Seele zu großem Druck ausgesetzt, findet sie keine Kraft mehr, dann wird ihre Last psychosomatisch, schwächt die Abwehrkraft und löst damit eine Krankheit aus.

Aber dem gehen Hilferufe voraus, die man nur hören muß, auch und gerade bei den Menschen, mit denen man lebt, die einen brauchen. Hier liegt sicher einer der Gründe, warum so viele ältere Menschen an Krebs erkranken. Der Streß von Einsamkeit, Unverstandenheit und Traurigkeit ist oft noch viel schlimmer als der, den Hetze und beruflicher Druck ausüben.

Klingt himmlisch:
Alkohol ist gut für die Abwehr

Als Cäsar mit seinen Soldaten über die Alpen zog, schleppte die Karawane Tausende Fässer von Wein über die Berge. Denn jeder seiner Legionäre war – bei Prügelstrafe! – verpflichtet, täglich einen halben Liter Wein zu trinken. Das verlangt ein Feldherr sicher nicht, weil er es so gut mit seinen Soldaten meint. Sicher hat das auch die Moral der Truppe gehoben; aber das entscheidende war: Alkohol bringt die Körperabwehr in Trab.

Wir kennen aus der Literatur (und entsprechenden Filmen) die Schilderung des Griffs der Europäer zur Whiskyflasche, wenn sie in Afrika oder Indien lebten. Tatsächlich ist es auch heute ein bewährtes Mittel bei Fernreisen: Jeden Morgen vor dem Zähneputzen mit einem Schluck Whisky gurgeln! Das können sogar schon ältere Kinder (da der Alkohol nicht heruntergeschluckt wird). Und kaum eine Infektionskrankheit bekommt eine Chance.

Schweres Essen wird neutralisiert und leichter verdaut. Aber das Maß macht es! Ein Glas zum Essen ist gesund, eine Flasche Wein regelmäßig am Abend kann schon ein Zeichen für Alkoholismus sein.

Das gilt aber allgemein für alle Mittel zur Stärkung des Immunsystems. Während einer Pilzinfektion jedoch verbietet sich Alkohol, da der Körper sowieso schon mit Alkohol aus den Stoffwechselschlacken der Pilze belastet ist.

Gift fürs Immunsystem: Rauchen

Es versteht sich von selbst und sollte keiner Erwähnung mehr bedürfen, daß Rauchen schädigt: die Abwehrkraft, die Gesundheit, das Leben! Und es ist an der Zeit, daß sich die Nichtraucher solidarisieren, um zu verhindern, daß sie passiv und indirekt zum Mitrauchen gezwungen werden.

In Büros, öffentlichen Räumen, Wartezimmern in Ämtern und Restaurants sollte grundsätzlich Rauchverbot herrschen und nur für die Unbelehrbaren eine Extra-Ecke angeboten werden.

Daß die Aufklärungskampagnen über die Lebensbedrohlichkeit des Rauchens so halbherzig geführt werden, mag an den Wirtschaftsinteressen einer kleinen Lobby der Zigarettenindustrie liegen.

Die große Menge der Nichtraucher leidet mit und ist machtlos.

Im kleinen beginnt das Umdenken, wenn man die Schadstoffbelastung der Umwelt – und damit des Immunsystems herabsetzen will!

Hilfen fürs Abgewöhnen gibt es inzwischen genug (Nikotin-Kaugummis, -pflaster etc.). Langsam gehen den Rauchern neben der Puste auch die Argumente aus.

Tropfen, Spritzen und Pillen fürs Immunsystem

Es gibt bewährte medizinische Möglichkeiten, die körpereigene Abwehr anzuregen und zu stabilisieren: Sie alle sind wünschenswert als unterstützende Therapiemaßnahme, um aber eine Pilzinfektion abzuwehren, reichen sie allein nicht.

- *Echinacea*, der Sonnenhut, ist die gebräuchlichste Pflanze zur Stärkung des Immunsystems. In Apotheken und Reformhäusern gibt es Echinacea in allen gängigen Darreichungsformen, als Tee, Saft, Dragées, Tablette.
- *Immunglobuline*. Hier handelt es sich um körpereigene Abwehrstoffe, die industriell gewonnen, auf Ampullen gezogen und zur Stärkung der eigenen Abwehr eingespritzt werden. Die Spritze muß von einem Therapeuten tief intraglutäal (= in den Gesäßmuskel) gegeben werden, da sie sonst unangenehme Druckschmerzen auslöst. Gegen Infektionen bei Reisen in die Dritte Welt haben sich Immunglobuline sehr bewährt; gegen Pilzinfektionen ist ihre Abwehrkraft nur zusätzlich von Nutzen.
- Auch *Thymus-Präparate* sind körpereigene Stoffe, die zur Weiterverwertung entweder als Injektionen oder in Pillenform angeboten werden. Die Thymusdrüse ist für das Wachstum von Kindern und Jugendlichen verantwortlich. Mit der Geschlechtsreife verkümmert sie langsam. Sie ist aber auch ein lymphatisches Organ, das für die Herstellung von weißen Blutkörperchen und damit für das Immunsystem verantwortlich ist. Unterstützt man dieses mit – meist von Tieren gewonnenen – Thymus-Präparaten, so wird die Abwehrlage, auch gegen Pilze, gestärkt.
- *Eigenblut*: Der Behandler nimmt einige Milliliter (ml) Blut aus der Vene (mit $1/2$ ml beginnend und auf einige ml gesteigert) und reinjiziert dieses in einen Muskel. Im Blut

sind alle wichtigen Informationen des Körpers ablesbar. Durch die Konfrontation mit diesen Informationen in einem unerwarteten Moment an unerwarteter Stelle wird ein Anreiz gegeben, daß der Körper sich mit seinen eigenen Schwächen oder Störungen auseinandersetzt; das heißt, die körpereigene Abwehrkraft wird mobilisiert. Dieses Eigenblut kann vor dem Einspritzen angereichert werden, zum Beispiel mit einem Echinacea-Präparat oder einem Homöopathicum zur Abwehrsteigerung oder Entschlackung (Leber und Niere anregend).

- *Mangelerscheinungen ausgleichen*: Für eine funktionierende körpereigene Abwehr müssen genügend Vitamine, Mineralien und Spurenelemente im Körper vorhanden sein. Mit einer ausgewogenen Ernährung ist dies der Fall, wenn keine Aufnahmestörung vorliegt. Deswegen sollte bei einer schwereren Pilzinfektion stets ein Blutbild erstellt werden, um gegebenenfalls Zink, Kupfer, Magnesium, Eisen, Selen u. ä. ergänzen zu können.

- *Nosoden*: Dabei werden dem Körper – in ganz stark verdünnter Form – die Gifte zugeführt, gegen die er sich wehren soll. Es ist also das Wirkprinzip einer Impfung in homöopathisch-verdünnter Form. Wenn der Patient grundsätzlich homöopathisch ausgerichtet ist, sollte diese Unterstützung zur Anregung der Abwehr ruhig angenommen werden. Zur Pilzbehandlung reicht sie allein nicht aus.

Die Behandlung
von Pilzinfektionen

Zuerst muß die Diagnose gestellt werden. Einige Pilze sind eindeutig schon bei der Inspektion (= dem Hinschauen) zu erkennen, etwa ein Nagel- oder Fußpilz.

Allerdings kann er sich angesiedelt haben, bevor man ihn sieht, so daß es sich auch hier empfiehlt, sich bereits bei einem Verdacht (zum Beispiel ständigem Juckreiz) auf Pilze untersuchen zu lassen.

Eine solche Untersuchung veranlaßt der Hausarzt oder Heilpraktiker, der Gynäkologe (= Frauenarzt) oder Dermatologe (= Hautarzt).

Man kann sic auch in einer Apotheke das nötige Versandmaterial mit Labor-Adressen (siehe auch Anhang) geben lassen und selbst bei einem Labor die Untersuchung in Auftrag geben.

Zu diesem Mittel sollten Sie aber nur greifen, wenn Ihr Hausarzt Ihnen diese Untersuchungsmöglichkeit tatsächlich verweigert. Unter keinen Umständen sollten Pilze bekämpft werden, ohne daß ihre Anwesenheit auf die eine oder andere Weise bewiesen wurde.

Denn eine mutwillige Selbstbehandlung könnte die mögliche Pilzkultur so verändern, daß ein später zu Rate gezogener Mediziner Probleme mit der Behandlung bekommt. Denn je weiter sich die Pilze entwickelt haben, desto härtere Gegenmaßnahmen muß der Arzt ergreifen.

Kitzelige Angelegenheit: Fußpilz

Juckt es zwischen den Zehen, entsteht leicht unangenehmer Fußgeruch, ist es in den Zehenzwischenräumen und am Fuß feucht und entzündlich, bilden sich weiße Beläge und Rhagaden (= Risse), Bläschen und Wunden, so muß eine Probe des befallenen Gewebes untersucht werden, um festzustellen, ob ein Pilz und welche Pilzart vorliegt.

Leicht schwitzende Füße und feuchte Zehenzwischenräume sind ein ideales Terrain für fast alle pathogenen Pilze. Meist siedeln sich Dermatophyten an, aber auch Hefepilze und Schimmelpilze sind zu finden. Am gefährdetsten ist der enge Zwischenraum von der dritten zur vierten Zehe, da dort die trocknende Belüftung am schlechtesten ist.

Für die genaue Diagnose werden die weichen Auflagerungen abgeschabt, um dann darunter, möglichst nah am noch gesunden Gewebe, einige Hautschuppen abzukratzen. Ein Therapeut erkennt dann bereits unter dem Mikroskop eventuellen Pilzbefall.

Um jedoch festzustellen, um welchen Pilz es sich handelt – denn nicht jede Art verlangt die gleiche Behandlung –, muß diese Zellprobe auf einen Nährboden aufgebracht werden. Das geschieht in Labors, die dafür eingerichtet oder sogar darauf spezialisiert sind.

Die Pilzkultur im Labor braucht je nach Art zwischen zwei Tagen und einigen Wochen Zeit, um aufzugehen. Erst dann liegt die genaue Diagnose vor, und die Behandlung kann beginnen.

Die notwendigen Medikamente sind fast alle rezeptfrei in Apotheken erhältlich. Sind sie rezeptiert, werden sie von den Krankenkassen übernommen. Meist handelt es sich um Me-

dikamente der *Imidazol*-Gruppe. *Nystatin*-Präparate sind un-
schädlich und ohne Nebenwirkungen (also auch für Schwan-
gere, Kranke, Alte und Kleinkinder anwendbar). Meistens
wird neben der lokalen, äußeren Behandlung noch oral ein
möglicher innerer Befall mitbehandelt.

Die Behandlung muß mindestens drei Wochen lang durchgeführt werden.

Während der Zeit einer Fußpilzinfektion sollen Baumwoll-
strümpfe getragen und täglich gewechselt werden, sie sollen möglichst kochbar sein. Der Fuß muß täglich zweimal
gewaschen und vor allem gründlich abgetrocknet werden,
auch zwischen den Zehen, am besten mit kleinen Baum-
wollhandtüchern, die jedes mal sofort in die Wäsche zum
Kochen kommen!

Nystatin gibt es als Tinktur zum Bepinseln, als Salbe zum Auftragen (mindestens zweimal täglich). Das Präparat muß
kräftig einmassiert werden, damit möglichst auch tiefere
Hautschichten erreicht werden.

In den Strumpf oder Schuh kann zusätzlich Puder gestreut
werden. Außerdem soll der Schuh täglich mit einem entsprechenden Spray desinfiziert werden (auch Hausschuhe!).

Eine Möglichkeit, Schuhe – oder auch andere Kleidungsstücke, die mit Pilzen in Kontakt gekommen sind, wenn sie
nicht gekocht werden können – zu desinfizieren, ist:

■ In der Apotheke 10%ige Formaldehyd-Lösung kaufen, einen großen Wattebausch darin tränken und diesen zusammen mit den Dingen, die desinfiziert werden sollen,
in einen Plastiksack fest einschnüren und über Nacht auf
den Balkon hängen. Danach an frischer Luft gut ausdün-
sten lassen, da Formaldehyd für den Menschen gesund-
heitsschädlich ist.

■ Alternativ ließen sich diese Kleidungsstücke auch in der Waschmaschine mit einem Flüssigwaschmittel, dem etwa 15 Tropfen Teebaumöl zugesetzt werden, desinfizierend reinigen. Und das funktioniert sogar bei 30-Grad-Waschgängen.

Außerdem sollte man während einer Fußpilzinfektion ohnehin die Schuhe nicht wechseln (immer wiederkehrende Infektionen könnten dadurch ausgelöst werden), sondern das einzige getragene Paar eventuell bei Abschluß der Behandlung vernichten.

Wenn das Schlimmste überstanden ist

Nach dem Abklingen der Erscheinungsformen empfiehlt es sich, noch eine Woche weiterzubehandeln, um Restpilze (= erneuten Befall) zu vermeiden. Mit täglichen heiß-kalten Fußbädern zur Anregung der Durchblutung kann die Behandlung unterstützt werden. Unbedingt die Behandlung mit warmem Wasser beenden, damit das Abtrocknen hinterher leichter fällt. Absolute Trockenheit ist sehr wichtig, denn auch sie entzieht den Pilzen ihren Lebensraum.

Als Vorbeugung gilt: Risikosituationen möglichst meiden. Und das sind

■ warme Schwimmbäder,
■ Saunen,
■ naher Kontakt mit infizierten Partnern,
■ Teppichböden in Hotels,
■ lange nicht getragene Schuhe (müssen desinfiziert werden).

Und vor allem: die Füße trocken und luftig halten und den natürlichen Säureschutzmantel der Haut beachten und nicht durch zu häufiges Duschen – und vor allem durch saure Kosmetika – zerstören.

Der klammheimliche Terminator: Nagelpilz

Wird ein Nagel – an Füßen oder Händen – dick und brüchig und beginnt sich zu verfärben und abzuheben, so ist eine Nagelpilzinfektion wahrscheinlich. Statistiken sprechen von zwei Millionen erkrankten Bundesbürgern. Die meisten wissen nicht einmal, daß sie Pilze haben.

Die Infektion beginnt stets am freien Nagelrand und unterwandert von dort den Nagel. Zu viele Deodorantien und Waschen mit chemischen Seifen begünstigen die Abwehrschwäche des Nagels.

Dem Nagelpilz auf der Spur

Für eine genaue Diagnose muß der Nagel so weit wie möglich zurückgeschnitten oder -gehobelt werden, um möglichst nah Richtung Nagelbett eine Hornprobe von der unteren Nagelseite entnehmen zu können.

Die Inspektion unter dem Mikroskop ergibt meist bereits den Pilzbefund.

Um aber zu wissen, um welchen Pilz es sich handelt, wird in einem Labor etwas Nagelmaterial (nicht abgeschnittener Nagel, sondern abgeschabtes Horn von der unteren Nagelseite) auf einem Nährboden (= *Agar*) angesetzt, wo in Tagen bis Wochen voluminöse Pilzgeflechte entstehen, allerdings nur, wenn das aufgelegte Material nicht schon durch ein Pilzmedikament vorgeschädigt war. Es kann also auch eine Pilzinfektion vorliegen, wenn keine Kultur aufgeht. Nach beigelegter genauer Anweisung kann eine solche Kulturprobe vom Patienten selbst zu Hause durchgeführt werden. Das Nötige führt die Apotheke.

Handelt es sich trotz Erscheinungsbild nicht um eine Pilzinfektion – was sehr selten ist – so muß der Hautarzt andere Krankheitsursachen suchen.

Die Behandlung braucht viel Zeit

Je länger die Nagelpilzinfektion bereits besteht, um so schwerer ist es, sie zu behandeln. Die Ansicht, Nagelpilz sei nur ein kosmetisches Problem, ist sicher nicht richtig. Er ist zwar kaum ansteckend, macht meist keinerlei Beschwerden und wird gerade deswegen oft erst sehr spät beachtet und erkannt. Aber da der Nagelpilz sowieso nur in vorgeschädigtem Milieu siedeln kann, verleitet gerade diese Abwehrschwäche auch Nagelpilz dazu, sich auszudehnen, zu generalisieren. Deswegen sollen auch bei einer Nagel-Mykose unbedingt andere Pilzinfektionen (Haut, Darm) mit abgeklärt werden.

Die körperliche Schwäche, die eine Nagelpilzinfektion erst ermöglicht, liegt meistens in der gestörten oder mangelhaften Durchblutung der Hände oder Füße.

Sowohl Finger- als auch Fußnägel befinden sich an der äußersten Peripherie des Körpers; das heißt, ihre Wurzeln für einen gesunden Stoffwechsel ausreichend mit Blut zu versorgen, verlangt kräftige Durchblutung, die in Arterien und Venen von zuverlässiger Herzarbeit garantiert werden muß (Wassertreten, heiß-kaltes Wechselduschen, regelmäßige Bürstenmassage können dabei helfen).

Risikofaktoren sind

- Alter
- Diabetes
- cortisonhaltige Medikamente
- Familiendisposition
- Verletzungen (vor allem bei der Fußpflege)
- Nägelkauen
- spitze Schuhe, die die Durchblutung und Belüftung einengen
- Entfettung des Nagels (durch Gummihandschuhe, Turnschuhe, Arbeit der Hände im Nassen)
- krankhafte Stoffwechselstörungen

Außerdem ist ein bestehender Hautpilz stets ein Risiko, wenn gekratzt wird und der Pilz so direkt dem Nagel angeboten wird.

Behandlungsmöglichkeiten

Gegen Nagelpilz helfen Nystatin-Präparate nicht. Lange Zeit wurde innerlich (also durch orale Einnahme) mit *Nizoral* behandelt, aber es dauerte eben auch lange, bis man feststellte, daß die Nebenwirkungen nicht zu vertreten waren.

Deswegen wurden Nachfolgepräparate gesucht und gefunden, die nun wiederum noch nicht lange genug eingesetzt werden, um Endgültiges über deren Verträglichkeit sagen zu können. Aber die Aussichten sind gut.

Es handelt sich um *Griseofulvin* und – noch recht ungesichert – *Terbinafin*. Schimmel- und Hefepilze werden mit *Itraconazol* angegangen. Der Dermatologe muß entscheiden, welches Medikament er empfiehlt. Alle sind nicht nebenwirkungsfrei, aber doch -arm.

Grundsätzlich versucht man folgende Therapieformen:

- *Lokale Therapie:* Sie hat kaum Nebenwirkungen, ist einfach durchzuführen und preiswert. Der Nachteil ist: Das Medikament dringt nur schwer ein, die Behandlung dauert sehr lang oder ist unzureichend.

- *Systemische Therapie:* Medikamente werden geschluckt, das ist einfach und hat guten Erfolg; aber Nebenwirkungen sind zu gewärtigen. Und die Medikamente sind sehr teuer.

- *Operative Entfernung des Nagels:* Das geht schnell und ist erfolgreich, aber für den Patienten sehr schmerzhaft und – je nachdem, wie viele Nägel befallen sind – nicht immer durchführbar.

- *Die alternative Methode:* Teebaumöl wird direkt auf den betroffenen Nagel und sein Umfeld aufgetragen. Mehrmals täglich 2 Tropfen genügen. Teebaumöl kann wegen seiner besonderen Beschaffenheit auch unter den Nagel dringen und dort wirksam Pilze bekämpfen. Zudem animiert es die befallene Gegend zur Selbstheilung, wirkt Immunsystem-stabilisierend. Nach etwa drei Wochen sollten sich erste Erfolge zeigen.

Die Behandlung mit den andern drei Möglichkeiten dauert in jedem Fall länger (bis zu einem und mehr Jahren), ist relativ teuer, aber trotzdem der sicherste Weg. Teebaumöl kann, muß aber nicht bei jedem gleich gut wirken.

Gar nicht so einfach: Wirksamkeit unter dem Nagel

Wenn die Infektion zu weit fortgeschritten ist (über 80 % des Nagels), hilft nur noch das Ziehen des Nagels, eine kleine Operation, die vom Spezialisten ausgeführt werden muß.

Bei den äußeren Pilzmedikamenten (Tinkturen, Salben, Puder, Sprays) greift der Therapeut meist zu Breitspektrum-Antimykotika, das heißt, Mitteln, die gegen die verschiedensten Pilzerreger (Hefen, Dermatophyten, Schimmel) wirksam sind.

Handelt es sich wirklich um einen Erreger dieser Palette, dann sind Erfolge zu erwarten. Auch bei langer Behandlungsdauer ist keine Resistenzbildung bekannt geworden, ebenso bei einer erneuten Infektion. Die Clotrimazol-Präparate, die es inzwischen durchaus preiswert auf dem Markt gibt, sind sehr wirksam. Aber das Problem ist, sie an die Mykose selbst heranzubringen.

Der Nagelpilz sitzt nicht auf dem Nagel, sondern unter der Nagelplatte, wo ihm weichere Hornschichten in leicht feuchtem Milieu ein viel besseres Terrain bieten.

Die gesunde, glatte, harte, obere Hornschicht durchdringt kaum ein Medikament und kann daher den Infektionsherd nicht erreichen.

Das heißt, es gibt zwar wirksame Mittel, aber ihr – alleiniger – Einsatz reicht nicht.

Die eventuelle Lösung ist seit kurzem auf dem Markt: ein glanzloser, nebenwirkungsfreier Nagellack, der einmal täglich aufgetragen wird (ein weiterer sogar nur einmal wöchentlich). Aber auch bei diesen Wirkstoffen (*Ciclopirox* und *Amerolfin*) gelten Einschränkungen: Der Nagel darf höchstens zu 80 % befallen sein und es sollen nur einige wenige Nägel erkrankt sein.

Das heißt, weder die Tabletteneinnahme noch das mechanische Ziehen eines von Pilz zerstörten Nagels werden von den neuen Mitteln ersetzt. Sie sind höchstens zusätzlich einsetzbar.

Bei der Behandlung und der Nachbehandlung ist die sehr genaue Nageltoilette außerordentlich wichtig! Die Nägel sollen so kurz wie möglich geschnitten, gehobelt und gefeilt werden, wobei erkranktes Gebiet soweit nur möglich zu entfernen ist. Und das mindestens dreimal wöchentlich. Dabei sind nagelerweichende Salben oder Tinkturen sehr hilfreich (gibt es in der Apotheke).

Nur wenn der Patient etwa ein Jahr lang Geduld für diese Behandlung aufbringt, hat er eine Chance, den Nagelpilz loszuwerden.

Wenn Pilze auf der Kopfhaut wohnen

Wenn die Haare ungewöhnlich schnell fett werden, immer wieder lästige Schuppenbildung auftritt und die Haut unter den Haaren rot und glänzend erscheint, dann sollte an einen Kopfhautpilz gedacht werden. Wenn aber die Haare abbrechen – vor allem knapp über der Kopfhaut – oder ausfallen, so daß kreisrunde, haarlose Stellen entstehen, dann ist eine Pilzinfektion sehr wahrscheinlich.

Es gibt verschiedene Pilze, die dafür verantwortlich sind. Da diese teilweise von Tieren übertragen werden, spricht man von *Mykozoonosen*. Natürlich sind die Menschen, die engen Kontakt zu Tieren haben, gefährdeter als andere, daran zu erkranken. Vor allem sind immer wieder kleine Kinder betroffen, die wahllos mit Kleintieren schmusen und sich anstecken können.

Aber es sei ausdrücklich betont: nicht jede Katze, jeder Hund, jedes Meerschweinchen oder jeder Hamster hat Pilze! Und nicht jedes Kind steckt sich an. Da eine Pilzinfektion auf der Kopfhaut gut zu behandeln ist, sollte einem Kind durch übergroße Sorge vor einer Ansteckung nicht die Möglichkeit genommen werden, durch Zuneigung zu einem Haustier Zärtlichkeit und Fürsorge zu erlernen.

Freilich ist bei streunenden Hunden und Katzen in Urlaubsgebieten etwas Vorsicht geboten. Zumindest sollten dann nach Kraulen und Streicheln die Hände gewaschen werden.
Risikofaktoren sind

- genetische Veranlagung (ererbte Schwäche)
- Klima (schwitzen auf der Kopfhaut)
- Ansteckung (Kindergärten, Schulen)
- enger Kontakt zu Tieren (vor allem fremde, streunende)
- Kratzen juckender Stellen (und Weitertragen durch die Fingernägel)
- unzureichende Sauberkeit
- übertriebene Sauberkeit (tägliches Haarewaschen zerstört die natürliche Abwehrkraft der Kopfhaut)
- zu selten gewechselte – oder wenigstens ausgekochte – Bürsten und Kämme
- falsche Kosmetik, aggressive Shampoos
- Streß (mindert die Abwehrkraft)

Die wichtigsten Pilze, die für Kopfhautbefall in Frage kommen, sind:

- *Pityrosporum ovale*, liebt Talgdrüsen, findet sich auf der Kopfhaut, dem Gesicht, auf Brust und Rücken; fast jeder hat Erreger davon, aber die normale Abwehrkraft hält sie in der Regel ausreichend in Schach. Zu erkennen an: Schuppen, Juckreiz und Rötung.
- *Kerion Celsi*, auch Honigwabe genannt. Ein Pilz, der hauptsächlich auf Rindern vorkommt, aber auch Meerschweinchen, Ponys und Goldhamster können befallen werden. Besonders gefährdet sind Landwirte (Bart!) und Kinder.
  Zu erkennen an: Schwellungen auf der Kopfhaut, die sich entzünden, es bildet sich Eiter und die Haare fallen aus.
- *Favus, Erbgrind*, früher sehr verbreitet, heute vor allem in der Dritten Welt vorkommend. Der Pilz haftet nur leicht an der Kopfhaut und wird bei mangelnder Hygiene leicht von Mensch zu Mensch übertragen.
  Zu erkennen an: Schuppenbildung, Krusten auf der Kopfhaut, Haare werden fahl, säuerlicher Geruch, gelbe Plättchen. Bis zum Haarausfall darf es gar nicht erst kommen, denn der ist irreversibel (= nicht rückgängig zu machen)!
- *Microsporum canis* wird trotz dem Namen mehr von Katzen, Hamstern und Meerschweinchen als von Hunden übertragen; sehr ansteckend, aber fast nur für Kinder; ist gut zu behandeln.
  Zu erkennen an: mehlfeinen Schuppen, Haare brechen ganz kurz ab, kleine, rötliche Knoten und Entzündungen mit erhöhtem Rand auf der Kopfhaut.

Die Diagnose
Zuerst muß von der befallenen Kopfhaut eine kleine Probe abgeschabt werden (nicht oberflächlich von den Schuppen, sondern darunter von der Haut!). Das Mikroskop läßt meist

bereits den Pilzbefall erkennen. Im Labor wird auf Nährboden eine Kultur angesetzt, um den genauen Pilz bestimmen zu können.

Da das Aufgehen dieser Kultur mehrere Wochen dauern kann, wird meist schon vorher mit der Behandlung begonnen.

Die meisten Apotheken können auch ohne Rezept eines Dermatologen gut beraten. Der Kopf wird täglich gewaschen, die Handtücher täglich gewechselt und ausgekocht. Zweimal wöchentlich soll der Kopf mit einem *Ketoconazol*-haltigen Mittel gewaschen werden.

Nach zwei Monaten sind Schuppen und Pilze meist verschwunden. Sonst muß die Kur wiederholt werden. Bei manchen Erkrankungen sollte der Pilz zusätzlich oral, von innen her, angegangen werden. Arzt, Heilpraktiker oder Apotheke raten.

Neurodermitis könnte auch Hautpilz sein – und umgekehrt

Es ist sehr schwer, eine Hautpilzinfektion gegen Schuppenflechte (= *Psoriasis*), *Neurodermitis* und *Seborrhoisches Ekzem* abzugrenzen. Studien haben ergeben, daß ein Großteil dieser Erkrankungen eigentlich auf einer Pilzinfektion beruht. 80 % wurden gebessert oder geheilt durch eine Pilztherapie!

Allerdings können die Hauterkrankungen auch Folge einer inneren Pilzinfektion sein. Das heißt, die genaue Diagnose ist wichtig und sollte vom Fachmann vorgenommen werden. Der muß allerdings manchmal vom Patienten an die Möglichkeit einer solchen Infektion erinnert werden.

Es gibt spezielle Hautpilze, die nur in menschlicher und tierischer Haut siedeln. Sie rufen erst eine Entzündung hervor, Wundsekret entsteht und trägt die Pilze weiter zu neuen Ansteckungsgebieten.

Entstehen juckende Stellen auf dem Körper, Rötungen, Schuppen, Bläschen, so ist eine Pilzinfektion möglich.

Besonders gefährdet sind Hautfalten, wo Haut auf Haut liegt, die Durchlüftung eingeschränkt ist, Feuchtigkeit sich halten kann und Wärme gespeichert wird. Darunter besonders:

- Ellenbogenbeuge
- Achselhöhle
- Analfalte
- hinter den Ohren
- unter dem Kinn
- unter der Brust
- unter dem Bauch
- Kniekehlen

Neben der lokalen Untersuchung von Hautschuppen auf einem Nährboden muß stets auch eine Stuhlprobe auf inneren Pilzbefall kontrolliert werden. Und parallel zur lokalen Therapie der Haut sollte immer eine orale Therapie des Intestinaltraktes (= Verdauungsapparates) laufen.

Außer der medikamentösen Behandlung ist auf jeden Fall eine bewußt kontrollierte Lebensweise nötig:

- viel trinken (bis zu 3 Liter Mineralwasser am Tag)
- Kaffee, Nikotin und Alkohol möglichst meiden
- keinerlei Süßigkeiten, auch keine süßen Früchte oder Säfte oder Tees
- keine Weißmehlprodukte (Nudeln, Brötchen)

Die Behandlung wird zur Geduldsprobe

Nach einigen Wochen kann die strikte Diät auf Vollwertkost gelockert werden. Behandlung:

- Lokaltherapie mit Antimykotika und leichten Teerzubereitungen
- Oraltherapie – je nach Befund – mit
  - *Nystatin*
  - *Amphomoronal*
  - *Natamycin*
- Die befallene, juckende Haut mehrmals täglich mit dem eigenen Urin zu bestreichen und gut trocknen zu lassen, ist sicher nur eine Zusatzbehandlung, doch sie hat sich seit Jahren gegen den Juckreiz bewährt.

Bäder mit Teebaumöl, die direkte Anwendung oder Massageöle mit Teebaumöl sind auch sehr hilfreich (siehe Kapitel »Probieren Sie doch mal Teebaumöl als alternative Behandlungsmethode aus«).

Erste Station der Behandlung: der Mund

Die orale Therapie wird stets einschleichend mit einer Suspension begonnen, die einige Sekunden im Mund behalten wird, wo sie bereits in der Mundschleimhaut zu wirken beginnt. Erst etwa ab dem dritten Tag werden Tabletten eingenommen. Das genaue Behandlungsschema gibt der Therapeut an.

Die Intensivtherapie dauert ca. drei Wochen, danach muß die natürliche, physiologische Darmflora wieder aufgebaut werden. Dazu werden hauptsächlich Stoffwechselprodukte von natürlichen Darmbakterien oder lebenden Bakterienstämmen verwandt, was wiederum sechs bis acht Wochen dauert. Zeigen sich Restpilze, beginnt das Ganze von vorn. Aber die Restpilze werden erfahrungsgemäß seltener und verschwinden schließlich.

Die Dermatologie der Universität Frankfurt dokumentiert, daß selbst schwere Neurodermitis mit Pilzbefall überwiegend nach Monaten deutlich gebessert oder geheilt ist.

Nebenwirkungen der inneren Behandlung können auftreten: Durchfall, Kopfschmerz, Übelkeit, Erstverschlimmerung der Hauterscheinungen. Diese sind dann ausgelöst durch die Gifte, die frei werden, wenn der Pilz stirbt.

Wenn der Leidensdruck juckender, aufplatzender, nässender Hauterscheinungen groß genug ist, dann unterzieht sich der Patient gerne und geduldig einer konsequenten Behandlung, bei der die Wahrscheinlichkeit einer letztendlichen Besserung oder Heilung besteht.

Pilze der Geschlechtsteile

Starkes bis unerträgliches Jucken in der Scheide oder unter der Vorhaut am Penis, Brennen, dazu weißlicher Ausfluß sind meist eindeutige Zeichen einer Pilzinfektion. Der Gynäkologe oder Dermatologe entnimmt einen Abstrich und erkennt die Erkrankung meist bereits unter seinem Mikroskop. Er wird trotzdem eine Probe auf einem Nährboden ansetzen, um die Pilze genau zu bestimmen.

Meist handelt es sich um Hefepilze, für die dies warme, feuchte, weiche Milieu ideal ist. Die Ansteckung unter Sexualpartnern und der sogenannte Pingpong-Effekt sind dann oft vorprogrammiert. Deswegen ist es ganz wichtig, daß beide Partner parallel behandelt werden, wobei nicht jeder unter Beschwerden zu leiden haben muß. Sie können aber auch ansteckende Pilzträger sein, obwohl die eigene Abwehrkraft die Infektion nicht störend aufblühen läßt.

Zu erkennen ist der Pilz

- an starkem Jucken
- Brennen beim Wasserlassen
- Bläschenbildung
- Ausfluß

Risikofaktoren sind

- der Intimpartner
- synthetische Gewebe der Unterwäsche
- unsaubere Wäsche
- unsaubere Hände
- Schwimmbäder
- allgemein geschwächte Abwehrkraft
- gestörtes Hautmilieu an den Geschlechtsteilen (Seifen, Deodorantien)
- Schwangerschaft
- Antibabypille (denn Hormone stören sehr die Abwehrkraft der Schleimhaut!)
- schaumbildende Verhütungsmittel
- Slipeinlagen mit Plastikfolie
- zu enge und Kunststoffslips

Hier jedoch gilt (wie bei allen Pilzinfektionen): Eine intakte, körpereigene Abwehr läßt eine Infektion nicht zu; das heißt, ein geschwächtes Immunsystem ist Risikofaktor Nr. 1.

Bei einer Pilzinfektion der Vagina ist es wichtig, daß Frauen während der Mensis keine Tampons verwenden, um den Pilz nicht in den Körper hinaufzutragen.

In einem pilzinfizierten Geburtskanal ist die Ansteckung des Neugeborenen während der Geburt vorprogrammiert –

und unverantwortlich! Eine regelmäßige Untersuchung der Schwangeren muß immer auch ein Testen auf eventuelle Pilzinfektion miteinschließen, um einer Infektion vorzubeugen, die zu *Soor* und *Windeldermatitis* des Babys führt.

Die Behandlung

Die gezielte Behandlung einer Vaginalmykose ist einfach, dauert nicht lange und ist sicher. Oftmals empfohlene *Lactobazillen* (sowie reichlich gefährliche Joghurt-Tampons), die das saure Scheidenmilieu aufbauen sollen, sind nicht ausreichend. *Tioconazol* tötet die Hefen innerhalb von 24 Stunden ab. Oder *Clotrimazol*-Creme wird aufgetragen und leicht eingeführt (auch in Zäpfchenform). Diese und andere *Imidazol*-Präparate werden fast nur noch bei Pilzen der Geschlechtsteile eingesetzt, weil hier eine Behandlung von wenigen Tagen ausreicht, so daß die – teils gefährlichen – Nebenwirkungen kaum zu gewärtigen sind. Aber auch *Nystatin*-Medikamente erzielen die gewünschten Resultate und sind vor allem praktisch nebenwirkungsfrei, weshalb sie sogar in der Schwangerschaft, bei Kindern und geschwächten Patienten eingesetzt werden können.

Welches Präparat auch immer vom Arzt empfohlen wird: Der Partner sollte es ebenfalls benutzen, selbst wenn er noch nicht beim Arzt war.

Nach der Behandlung

Wichtig ist, daß nach abgeschlossener Behandlung die Schleimhaut mit natürlichen, schützenden Milchsäurebakterien (*Lactobazillen*) versorgt wird. Diese schaffen wieder das gewünschte und notwendige saure Milieu auf den Schleimhäuten, das Pilze abwehrt.

Diese Lactobazillen sind auch in der Apotheke erhältlich. Sind sie schon auf dem ersten Rezept des Therapeuten vermerkt, so müssen sie bis zu ihrer Anwendung im Kühlschrank lagern!

Bei Restpilzen oder Neuinfektionen sollten – um zusätzlichem Pilzbefall über infizierte Tubenreste zu verhindern – die Medikamente nicht aufgebraucht, sondern frische verwendet werden. Um Restpilzen vorzubeugen, sollte die Scheide in Risikosituationen (Schwangerschaft, Mensis, Schwimmbadbesuch) regelmäßig kräftig mit einer Dusche gespült werden.

Probieren Sie doch mal Teebaumöl als alternative Behandlungsmethode aus

Gerade bei den äußerlichen Hautpilzen und *Candida albicans* im Genitalbereich wirkt ein kleines Fläschchen Öl wahre Wunder – Teebaumöl. Der Teebaum ist eine ganz besondere Pflanze. Er wächst ausschließlich in dem Gebiet von New South Wales im Südosten Australiens auf lehmartig-trockenem, in der Regenzeit jedoch sumpfigem Boden. Er hat Blätter, die eher Nadeln sind und seinen Zweigen ein bißchen Ähnlichkeit mit Rosmarin geben. Seine Blüten sind cremefarben bis gelb, sehen wie Flaschenbürsten aus, seine Früchte wie holzartige Kügelchen. Und noch etwas ist an ihm ungewöhnlich: Er wird nicht von Insekten, sondern von Zwerggleitbeutlern (einer Miniaturausgabe von Beutelratten, die zwar nicht fliegen, aber gleiten kann) befruchtet.

Melaleuca alternifolia – ein uraltes Heilöl

Ihren botanischen Namen *Melaleuca alternifolia* verdankt die Heilpflanze ihrem Stamm, der unten schwarz (griech.= melus) und weiter oben weiß, papierähnlich (griech.= leucon) ist. Er ist, wie er es in seiner Heimat Neusüdwales auch sein muß, extrem robust, und es gibt Bäume, die bereits seit sechzig Jahren regelmäßig abgeerntet werden und noch immer wachsen und gedeihen.

Mancher australische Bauer wird sich schon über einen *Melaleuca alternifolia* geärgert haben, weil er so unglaublich schwer auszurotten ist. Bleibt auch nur ein Wurzelrest auf einem Acker übrig, wächst daraus schon in kurzer Zeit ein neuer Teebaum.

Versorgung durch Plantagen sichergestellt

Bis zur Mitte der 80er Jahre gingen Baumpflücker mit ihren Macheten in den Sumpf, um die Blätter zu ernten. Der Einsatz von Maschinen war wegen des matschigen Untergrundes nicht möglich. Gute Pflücker kamen auf 1000 Kilo Blätter pro Tag. Das klingt nur so lange nach viel, bis man weiß, daß diese eine Tonne Blätter nach dem Destillieren nur zehn Liter Öl ergibt.

Vor mehr als zehn Jahren wurde damit begonnen, den Teebaum in den ersten Plantagen zu kultivieren; so daß heute eine Gesamtmenge von 700 Tonnen Teebaumöl lieferbar ist.

Anwendungsformen des Teebaumöls

So wenden Sie Teebaumöl direkt an

Bei Verletzungen der Haut durch Schnitte, Brandwunden, bei Verstauchungen, Quetschungen, aber auch bei Pickeln ist es sinnvoll, das Teebaumöl direkt aufzutragen. Wenn Infektionsgefahr besteht (Pickel oder Ausschlag), verwenden Sie zum Auftragen ein sauberes Tuch oder bei kleineren Stellen ein Wattestäbchen.

In den anderen Fällen kann das Teebaumöl mit der Hand aufgebracht oder beispielsweise bei einer Waschung (ein paar Tropfen auf den warmen, feuchten Waschlappen) verwendet werden.

Die direkte Anwendung ist bei Allergikern und Babys nicht zu empfehlen. Bei diesen Personen sollte Teebaumöl nur verdünnt (Wasser, Öl) genutzt werden.

Auch bei frischen und offenen Wunden werden Sie feststellen, daß Teebaumöl trotz seines 1,8-Cineol-, also Eukalyptus-Gehalts, nicht brennt. Auch bei eitrigen Wunden vernichtet es nur den Eiter, läßt aber das gesunde Gewebe darunter völlig unangetastet. Rötungen und Schwellungen gehen binnen weniger Tage zurück.

Im Falle von wunden Füßen, Erkältung, Bronchitis, etc. können Sie auch eine kleine *Ölmischung* auf der Hand herstellen:

■ Vermengen Sie 3 Tropfen Teebaumöl mit 1 Teelöffel Pflanzenöl (Mandel, Jojoba, Avocado, Olive). Oder 5 Tropfen auf einen Teelöffel anderes Öl. Leicht erwärmt hilft diese Mischung auch bei Milchschorf und anderen Kopfhauterkrankungen. Wichtig ist, daß Sie danach erst das Shampoo einmassieren, dann Wasser hinzufügen. Sonst bleibt Ihr Haar ölig.

So bereiten Sie ein *Bad* mit Teebaumöl: Es kommt natürlich ein bißchen darauf an, was man erreichen will. Ist das Bad zur Lösung von Verspannungen oder Beruhigung von Muskelkater gedacht, sind 10 Tropfen genug, soll eine schwere Bronchitis bekämpft werden, dürfen es auch mal 15 Tropfen sein. Wenden Sie das Öl jedoch zur Schmerz- und Juckreizminderung bei genitalem Herpes an, kann sich die Dosis sogar auf 30 Tropfen steigern. Richtwerte sind aber in etwa:

■ Vollbad = 8–10 Tropfen in warmes Wasser
■ Sitzbad = 8–10 Tropfen in destilliertes Wasser
■ Fußbad oder Nagelbad = 5 Tropfen in eine Schüssel

Bei Fußpilz
Barfuß im Schwimmbad, in der Turnhalle, Leihschuhe beim Bowling – all das kann Ihnen Fußpilz eintragen. Eine Infektion, die langwierig, lästig (juckt) und schmerzhaft (Bluten nach Kratzen) werden kann. In einer wissenschaftlichen Studie wurde bewiesen, das Teebaumöl bei dieser Erkrankung sowohl als Öl, als Melasol (alkoholische Lösung) und als 8%ige Salbe erfolgreich ist. Lindernd wirken auch Fußbäder.

Bei Nagelpilz
Bakterien oder Pilze lösen diese Erkrankung aus. Die Entzündungen stellen sich erst rot und geschwollen, dann eitrig dar und können schließlich zum Ausfall des betroffenen Nagels führen. Einerseits kann man gegen diese Entzündungsherde Nagelbäder (auf Wasser- oder erwärmter Ölbasis) anwenden, andererseits läßt sich auch hier Teebaumöl direkt auftragen, denn es dringt sogar unter den Nagel und bekämpft dort Pilze und Bakterien (fungizide Wirkung).

Bei Kopfhautpilz
Juckende Haut, zum Teil Flechten und sogar offene Stellen kann eine Pilzinfektion der Kopfhaut als Symptome zeigen. Das läßt sich sehr gut mit Haarwasser behandeln. Zweimal täglich sollte die folgende Lösung einmassiert werden. Sie hilft im übrigen auch sehr gut gegen Schuppen.

- *Haarwasser:* 100 ml 50%iger Alkohol wird mit 5 ml (= 100 Tropfen) Teebaumöl gemischt und morgens in die Kopfhaut eingerieben.

Bei Pilzen an den Geschlechtsteilen
Die beliebtesten Mittel gegen eine Pilzinfektion, Antibiotika und cortisonhaltige Medikamente, scheinen an der Verbreitung dieser Infektion mitschuldig zu sein. Ihr Einsatz nämlich greift tief in den Stoffwechselprozeß des Immunsystems ein

und scheint damit auch die natürlichen Antikörper gegen den Hefepilz (*Candida albicans*) außer Gefecht zu setzen. Wesentlich schonender ist die Behandlung mit Teebaumöl, das direkt, als Seife oder Creme äußerlich angewendet werden kann. Hilfreich sind auch Sitz- und Vollbäder. Bei Hefepilzinfektionen im Scheidenbereich sollten 20 Tropfen Teebaumöl mit 100 ml destilliertem Wasser vermischt, dann ein Tampon kurz in die Flüssigkeit gehalten werden. Danach den Tampon über Nacht in der Scheide lassen, jeweils nach zwölf Stunden erneuern (nicht während der Menstruation anwenden).

Wie bekämpfe ich Pilze im Verdauungstrakt?

Mykosen im Darm

Jeder zweite bis vierte Bundesbürger leidet häufig unter einer unerkannten Pilzinfektion. Zu den zu wenig gesuchten Krankheitserregern gehören die Pilze des Verdauungstraktes, wobei es sich überwiegend um Hefepilze und da wiederum um *Candida albicans* handelt. Von einem Geldschein, von jeder Türklinke, bei jedem Händeschütteln können Candidapilze aufgenommen werden. Jeder wird ständig mit kleinen Pilzinfektionen konfrontiert, doch nur eine gesunde Abwehrlage, ein starkes Immunsystem, läßt daraus keine Erkrankung werden.

Mangelnde Sauberkeit ist ein Risikofaktor. Aber zu große, ängstliche Sauberkeit ist es auch! Nur wo einmal eine kleine Infektion abgewehrt wurde, sind Antikörper gegen die nächste, vielleicht größere vorhanden.

Daß diese Pilzinfektion des Intestinaltraktes sich geradezu epidemisch ausbreitet, liegt an vielen Faktoren:

- Ansteckung
- falsche Ernährung
- Streß
- Umweltbelastung
- zu häufige Antibiotika-Einahmen
- Cortison-Behandlung
- latente Immunschwäche

Die Candidapilze haben durch ihre Myzel-Arme die Eigenschaft, sich an Organwänden festklammern zu können. Dadurch sind sie in der Lage, sich im gesamten Verdauungstrakt anzusiedeln.

Außer den beschriebenen Symptomen, die an eine Candidainfektion denken lassen sollten, gibt es Sekundärwirkungen: Die Pilze haben einen eigenen Stoffwechsel, das heißt, sie produzieren ununterbrochen Abfallstoffe, die bei einer Erkrankung des Verdauungstraktes in diesen einfließen und dort verarbeitet werden müssen.

Diese Gifte werden im positiven Fall mit dem Stuhl ausgeschieden. Aber der Erkrankte kann auch Reaktionen auf diese Stoffwechselgifte der Pilze zeigen:

- Allergien
- Kopfschmerzen
- Gliederschmerzen

Diese Vergiftungserscheinungen erfahren dann eine Verschlimmerung, wenn während einer Behandlung die Pilze abgetötet werden und mit einem Schlag alle ihre Gifte freigesetzt werden.

Pilze im Mundbereich

Aus der Nahrung, von einem zu zweit gebrauchten Löffel, von einem Handtuch, beim Küssen oder von unreinen Händen gelangt der Pilz in den Mund und findet dort ein ideales Terrain: Speisereste zwischen den Zähnen bieten Nahrung. Unter Prothesen entstehen oft Druckstellen, deren Ursache Pilznester sein können. Dann hilft alle zahnärztliche Kunst nichts – der Pilz muß behandelt werden, nicht die Prothese.

Entstehen kann so etwas, wenn allergische Abwehrreaktionen gegen eine Prothese die Schleimhaut reagieren lassen, es entstehen Wunden, die möglicherweise ursächlich mit der Prothese gar nichts zu tun haben. Auch an kranken Zähnen oder in durch Parodontose entstandenen Zahnfleischtaschen finden die Pilze beste Wachstumsbedingungen. Kariöse Zähne sind ein hochgradiges Risikogebiet. Untersuchungen haben ergeben: Kleine Kinder ohne Karies haben auch keine Pilze. Es ist allerdings noch nicht geklärt, ob umgekehrt Pilzbefall Karies begünstigt.

Guter Nistplatz: die Zahnbürste
Sehr gern halten sich Pilze auch in Zahnbürsten auf, weswegen man eigentlich auch als Gesunder alle zwei Wochen eine neue benutzen sollte und diese alle paar Tage auskochen! Wer sehr gesundheitsbewußt ist, legt die Zahnbürste über Nacht in ein leichtes Desinfektionsbad (Apotheke). Das gilt natürlich vor allem bei einer Pilzinfektion.

Daß Zahnbürsten grundsätzlich nicht von mehreren Menschen benutzt werden dürfen, sollte sich von selbst verstehen. Außerdem sollen sie nach dem Gebrauch immer mit dem Kopf nach oben in einen Becher gestellt werden, damit die Borsten trocknen.

Aber auch auf der Zunge oder der Wangenschleimhaut setzt Candida sich fest und ist bald als weißer Belag zu erkennen.

Unter diesem *Soor* entzündet sich die Haut, und es treten leicht kleinere Blutungen auf.

Auch wiederkehrende Entzündungen und Einrisse der Mundwinkel können auf Candida hinweisen.

Da leider Mykosen noch immer Stiefkind der gängigen Medizin sind, wird oft erst sehr spät an Pilzinfektionen gedacht, zu oft sogar zu spät.

Mit einem Spatel oder einem anderen dafür vorgesehenen Träger wird von den Pilzbelägen, die sich leicht lösen, eine Probe abgenommen und in einem Labor untersucht. Eine erkannte Infektion des Mundes muß immer eine Kontrolle des übrigen Verdauungstraktes bedingen.

Auf jeden Fall ist gründliche Mundhygiene wichtig: nach jedem Essen Zähne putzen und den Mund gründlich ausspülen, am besten mit einem desinfizierenden Zusatz (können auch zwei bis drei Tropfen Teebaumöl im Mundwasser sein)!

Vom Mund wandern die Pilze in die Speiseröhre

Eine Candida-Besiedlung in der Speiseröhre ist oft völlig schmerzfrei. Manche Patienten klagen jedoch über Sodbrennen und Druckgefühl über dem Magen. Nachgewiesen werden kann der Pilz nur durch eine Inspektion mit Probeentnahme bei einer Spiegelung.

Zu behandeln ist ein Pilzbefall der Speiseröhre nur zusammen mit dem gesamten Verdauungstrakt und wie dieser (siehe »Behandlung des gesamten Verdauungsapparates«, weiter unten).

Dritte Station:
der Magen

Jahrzehntelang war die Medizin überzeugt, daß Bakterien wie auch Pilze den Magen nicht passieren können, da sie von der Magensäure zerstört würden.

Das gilt nicht für Candida. Magenspiegelungen haben eindeutig ergeben, daß dieser Pilz nicht nur durch den Magen in den Darm gelangen kann, sondern sogar im sauren Magenmilieu siedelt.

Wieweit Candida Magengeschwüre auslöst oder begünstigt, ist noch nicht geklärt. Daß aber oft in diesen Geschwüren Candidapilze siedeln, ist erwiesen. Magenschmerzen, saures Aufstoßen, Druckgefühl sind die oft beklagten Störungen, die unter anderem stets auch an Pilze denken lassen sollten.

Behandelt werden Magen-Mykosen zusammen mit dem ganzen Verdauungstrakt.

Endstation: Dünndarm und Dickdarm

Hier ist das ideale Hauptsiedlungsgebiet für *Candida albicans*.

Der Darm eines Erwachsenen ist etwa sechs Meter lang. Nach innen ist die Haut mit Zotten besetzt, so daß möglichst viel Fläche Nährwerte aufnehmen kann. Würde man diese ganze Fläche ausbreiten, ergäbe sich die Größe eines Fußballfeldes!

Dies muß man sich klarmachen, damit man erkennt, was für gute Schlupfwinkel Pilze hier finden, um regelrechte Nester entstehen zu lassen.

Es dauert einige Zeit, ehe die Beschwerden wahrgenommen werden, die durch eine solche Infektion ausgelöst werden:

- Durchfall oder Verstopfung oder beides im Wechsel
- aufgeblähter Bauch, vor allem nach dem Essen
- Blähungen
- fast kolikartige Bauchschmerzen
- Aufstoßen
- Heißhunger auf Süßigkeiten

Da selten alle Erscheinungen zugleich auftreten, andererseits alle Symptome einzeln auch ganz andere Ursachen haben können, wird oft sehr spät erst eine Stuhlprobe an ein Labor gegeben, um auf einer Kultur eventuellen Pilzbefall festzustellen.

So machen Sie es richtig

Wichtig ist, am Abend vor dem Entnehmen der Stuhlprobe ein Glas verdünnten Obst- oder Apfelessig zu trinken (3 Eßlöffel Essig auf ein Glas kaltes Wasser). Kommt dieser Essig im Darm an, können sich die Hefepilze nicht mehr festhalten, und auch aus versteckten Nestern werden Pilze mit dem Stuhl ausgeschieden.

Dann wird mit einem kleinen Löffelchen im Stuhl etwas gestochert, um von verschiedenen Stellen etwa einen Teelöffel voll zu entnehmen; diese Probe wird in dafür vorgesehenen Röhrchen an ein Labor gegeben.

Ist eine Mykose diagnostiziert, beginnt die Behandlung. Und diese sollte immer mehrgleisig sein, medikamentös und mit einer strikten Diät beginnend und in eine bedachte Ernährung und einen Wiederaufbau der gestörten Darmflora mündend.

Behandlung des gesamten Verdauungsapparates

Nystatin

Erst 1950 wurde im Staat New York (*New York State*) das Medikament gegen Candidosen entwickelt und dem Ort zu Ehren *Nystatin* genannt. Es handelt sich um ein Polyen-Antimykotikum, einen natürlichen Wirkstoff, der aus Bakterien gewonnen wird. Er wird vom Körper nicht resorbiert und hat daher keine Nebenwirkungen.

Nystatin passiert den Verdauungstrakt vom Mund bis zum After, ohne in die Blutbahn aufgenommen zu werden, und wird auf dem ganzen Weg gegen *Candida*-Mykosen wirksam. Ohne *Nystatin* ist eine wirklich erfolgreiche *Candida*-Behandlung nicht möglich.

Begonnen wird – je nach Präparat – mit Lutschtabletten oder einer Suspension, die möglichst etwas im Mund gehalten werden soll, um bereits dort gegen Pilze wirksam zu werden.

Nach etwa einer Woche folgt eine Tabletteneinnahme für ungefähr 14 Tage. Nach einer weiteren Woche wird – nach abendlichem Essigtrinken – zur Kontrolle wieder eine Stuhlprobe an ein Labor gegeben. In den meisten Fällen ist keine Wiederholung der Therapie nötig.

Noch eine alternative Behandlungsmethode: Urin-Therapie

Nicht jeden Patienten, der an einer Pilzinfektion leidet, kann der Therapeut auf die Möglichkeit ansprechen, den Pilzen mit Eigenurin zu begegnen. Und nur wenige Therapeuten sind bereit, diesen Weg vorzuschlagen; das sind dann eher Heilpraktiker als Ärzte.

Dabei ist die Urin-Therapie seit Jahrtausenden bekannt, als bewährt überliefert und auch gegen Pilze sehr wirksam. In anderen Kulturkreisen gibt es viel weniger Vorbehalte, ist der Bezug zum Natürlichen noch direkter – und sind die finanziellen Möglichkeiten oft eben sehr viel geringer. Urin-Therapie kostet nur: die Hemmschwelle zu überwinden. In Indien ist Urin-Therapie noch heute verbreitete Selbstverständlichkeit bei Pilzinfektionen. Sie hat den Nebeneffekt, daß Urin – innerlich wie äußerlich angewandt – eine weiche, glatte Haut macht, verjüngend wirkt.

Außer zur Therapie eignet sich Urin auch als diagnostisches Hilfsmittel, um einen *Candida*-Befall nachzuweisen: Man fängt seinen Morgenurin in einem Glas auf und läßt ihn zugedeckt 24 Stunden stehen. Haben sich in dieser Zeit gelbliche Brösel gebildet, so sind *Candidapilze* anzunehmen.

Aber selbst wenn die Vagina befallen ist, kann Urin vom Mittelstrahles therapeutisch eingesetzt werden.

Bei einer beginnenden leichten Mykose ist Urinbehandlung meist ausreichend. Sonst ist sie eine gute Zusatztherapie, um den Behandlungserfolg schneller zu erreichen.

Gegen Fußpilz

Der Urin kann tagelang in einem verdeckten Gefäß (Geruchsbildung!) gesammelt werden. Sodann wird der befallene Fuß morgens und abends in diesem Urin zehn Minuten gebadet. Nachts wird ein in Urin getränktes Mull-Läppchen über die Zehen und in deren Zwischenräume gelegt, dort von einem Baumwollstrumpf gehalten und mit einem Handtuch abgedeckt. Strümpfe und Handtuch müssen täglich gekocht werden.

Am Tag ist zusätzlich Anti-Pilz-Salbe und/oder -Puder zu verwenden.

Gegen Pilze in der Mundschleimhaut

Hat ein abgekratzter weißer Belag der Mundschleimhaut auf einem Kulturboden eine Pilzinfektion bestätigt, so ist statt oder neben einer *Nystatin*-Behandlung auch Urin-Therapie möglich.

Dafür wird mehrmals täglich, vor allem aber beim ersten Wasserlassen am Morgen der Mittelstrahl der gesamten Menge in einem Glas aufgefangen und kräftig damit gegurgelt. Der Geschmack ist salzig und bitter. Wenn man mit einer Hand die Nase zuhält, ist davon kaum etwas zu merken. Und einige Schluck klares Wasser gleich hinterher getrunken, vertreibt auch den Nachgeschmack.

So wie diese Therapie bei einer beginnenden Erkältung die Bakterien verscheucht, so wirkt sie auch gegen Pilze.

Gegen Pilze im Verdauungstrakt

Auch hier kann man es mit Urin-Therapie allein versuchen, kann sie aber auch begleitend zu *Nystatin* einsetzen.

Dabei wird in täglichem Wechsel einmal Urin morgens getrunken, einmal abends ein Bleibeklistier gemacht, jeweils mit frischem Urin.

Für das Trinken wird der Mittelstrahl des ersten Morgenurins in einem Glas aufgefangen und sofort in kräftigen Schlucken getrunken – ein Glas kaltes Wasser hinterher. Wer es nicht anders schafft, kann sich die Nase zuhalten.

Für das Bleibeklistier wird der letzte Abendurin verwendet und zwar nur etwa eine halbe Tasse voll. Diese Menge wird entweder mit einem Kinder-Irrigator oder einer 10-ml-Spritze (ohne Kanüle) in bequemer Seitenlage (ein Bein hochgezogen) langsam in den Enddarm einlaufen gelassen. Legt man sich dann sofort in gestreckte Rückenlage, so löst das Klistier keinen Drang zum Entleeren aus – der Urin kann im Darm gegen Pilze wirksam werden.

Gegen Kopfhautpilz

Die Urin-Therapie ist hier etwas mit Geruchsbildung verbunden und wohl nur gut durchzuführen, wenn jemand allein lebt oder sich völlig zurückziehen kann.

Der Urin wird am Tag in einem bedeckten Gefäß gesammelt und jeden Abend gründlich in die Kopfhaut einmassiert. Sodann werden die Haare über Nacht mit einer Plastikduschhaube randfest abgedeckt. Beim Auswaschen am nächsten Morgen möglichst nur warmes Wasser verwenden.

Was passiert, wenn sich der Pilz im Körper ausbreitet?

Pilze sind Lebewesen, Pflanzen mit einem eigenen Stoffwechsel, das heißt, sie scheiden Stoffe, die sie nicht brauchen, aus. Solche Stoffwechselgifte heißen *Mykotoxine* und fallen überall an, wo Pilze siedeln. Sie sind großenteils giftig, auch für den Menschen. Diese Gifte schädigen und vertreiben die Bakterien dort, wo sie im Darm nützlich und für die körpereigene Abwehrkraft notwendig sind. Aber sie wirken auch im gesamten Organismus.

Wie bereits erwähnt, brauchen Hefepilze lebensnotwendig Zucker; ihr Stoffwechsel läßt dabei das Abfallprodukt Alkohol entstehen. So ist es möglich, daß bei einer langwierigen Pilzinfektion so viel Alkohol im Körper des Erkrankten anfällt, daß dieser – wie bei einem Alkoholiker – die Leber schädigt (Blutstatus und Ultraschall geben darüber Auskunft).

Vorsicht bei Schimmel auf Lebensmitteln!

Großmutters Tip: »Wenn du Schimmel an Lebensmitteln entdeckst, schneid die Stellen gründlich aus und du kannst es noch essen« ist kompletter Unsinn! Denn: Sind die Lebensbedingungen der Pilze besonders gut, so fallen auch viele *Mykotoxine* an. Vor allem das *Aflatoxin* (manchmal sogar in Milch aufzuspüren) ist ein Schimmelpilz, der hochgiftig und krebserzeugend ist, weswegen angeschimmelte Lebensmittel immer ganz weggeworfen werden müssen!

Seinen Sie nicht unklug sparsam: Wer verdorbene Lebensmittel ißt, riskiert seine Gesundheit!

Die Giftstoffe der Pilze

Die Erforschung der *Mykotoxine* – wie des gesamten The-
menkreises Mykosen – ist noch im Gange. Es werden dauernd
neue Ergebnisse belegt.

Die meisten Schädigungen durch *Mykotoxine* sind so langsam entstanden und erschienen so wenig eindeutig oder für
Pilze typisch, daß sie oft behandelt wurden und werden, ohne an Pilzbefall zu denken. Wird dann gezielt oder durch Zu-
fall eine Pilzinfektion entdeckt und behandelt, so bessern
sich spontan auch die Folgekrankheiten.

Dazu gehören auch manche Allergien. Der Körper kann
gegen die Pilzgifte Abwehrmechanismen in Gang bringen,
die unkontrolliert explodieren.

Werden die Immunzellen dann von den Pilzen getäuscht,
so daß der Körper Freund und Feind nicht mehr zu unter-
scheiden weiß, dann wendet er sich gegen sich selbst: Eine Allergie entsteht.

In diesen Formenkreis gehören auch Neurodermitis, Schuppenflechte und Seborrhoeisches Ekzem, die meist oder immer eine starke allergische Komponente haben. Klinische
Studien ergaben: Ein Großteil von Neurodermitis-Erkran-
kungen sind Allergien. Und ein Großteil davon wurde deutlich gebessert, nachdem eine Pilzinfektion festgestellt und
eine Pilztherapie durch geführt wurde.

Jeden Abend paßt die Hose nicht mehr

Blähbauch, Roemheld-Syndrom, Blähungen sind geradezu notwendige Folgen einer Pilzerkrankung im Verdauungstrakt.

Die Pilze siedeln an der Schleimhaut zwischen den Darmzotten und ernähren sich von Kohlenhydraten. Je mehr Pilze jemand hat, um so mehr Heißhungerattacken auf Süßes entstehen; die Pilze verlangen aus dem Bauch heraus energisch nach ihrer Lieblingsnahrung. Der Erkrankte sagt: »Ich muß jetzt einfach was Süßes haben.« Dieser Zucker wird von den Pilzen zu Kohlensäuregas und Alkohol »verstoffwechselt«. Die Gasbildung wird vom Erkrankten als Völlegefühl, Druck gegen die Herzspitze, als Übelkeit oder Neigung zu Durchfall oder Verstopfung erlebt, während der Alkohol bei länger dauernder starker Pilzbesiedlung die Leber schädigen, oder doch bei einer Polizeikontrolle die Promillegrenze deutlich überschreiten kann.

> Sie haben nichts getrunken und doch weist das Pusteröhrchen der Polizei auf Alkohol hin: Lassen Sie sich auf Pilze untersuchen!

Kopfschmerzen und Übelkeit können ebenfalls eine Folge der anfallenden Stoffwechselschlacken einer Pilzbesiedlung sein. Jeder reagiert zuerst dort, wo sowieso seine Schwachstellen sind – im Kopf, auf der Haut, im Magen, mit der Verdauung.

Die Therapie beginnt, und alles wird schlimmer?

Muß nicht, kann aber passieren: Bei vielen Menschen bekommen die Störungen bei Beginn der Mykose- Behandlun-
gen einen regelrechten Schub. Der Grund dafür ist einfach
zu erläutern. Werden die Pilze medikamentös abgetötet, so
setzen sie im Zerfallen alle ihre Eigengifte frei, und es entsteht mit der Behandlung oft eine deutliche Erstverschlimmerung, die aber einen bis maximal drei Tage nicht überschreiten darf. Die körpereigene Abwehr und Entgiftung
über Leber, Niere und Haut müssen in dieser Zeit Schwerarbeit leisten, weswegen der Patient sich meist sehr müde und
zerschlagen fühlt.

Die *Mykide*, die Pilzgifte, können überall im Körper Abwehrreaktionen auslösen:

- allergische Hautveränderungen mit Jucken und Brennen,
- Risse (= Aphthen) in den Mundwinkeln,
- Ekzeme,
- tränende Augen
- und andere Erscheinungen, die durchaus auch wieder an
  Pilzerkrankung erinnern.

In diesen Fällen reagieren die Störungen aber nicht auf Antimykotika, denn es sind ja nicht wirklich Pilze, sondern nur
deren Gifte wirksam. Mit dem Absterben der Pilze verschwinden dann in kurzer Zeit auch diese Erscheinungen.

Pilze machen lustlos und depressiv

Innere Pilzerkrankungen – vor allem, wenn sie lange bestehen, ohne erkannt und behandelt zu werden – kosten Ener-
gie, Lebenskraft und damit Lebensfreude. Die Patienten

fühlen sich immer müde, haben wenig bis keinen Antrieb für Unternehmungen, sind schlecht gelaunt.

Tatsächlich schlägt das innere saure Milieu ganz sprich-wörtlich ins Psychische um. Der Patient wird sauer.

Da der innere pH-Wert (= Säurewert) von den Nieren ge-steuert wird, sollte bei jeder Intestinal-Mykose die Nie-rentätigkeit kräftig angeregt werden. Nierentees eignen sich, aber es hilft auch, viel Petersilie zu essen oder einfach nur mindestens drei Liter täglich zu trinken. Gegen die Über-säuerung des inneren Milieus gibt es wirksame, unschädliche Präparate, die in Richtung basisch (= alkalisch) und damit neutralisierend wirken.

Seele und Pilze schaukeln sich auf
Es besteht eine sich aufschaukelnde Wechselwirkung zwi-schen einer Mykose und dem psychischen Befinden: Die Stoffwechselgifte der Pilze belasten den Patienten; er fühlt sich schlecht. Dadurch sinkt die körpereigene Abwehrkraft. Und weil diese nachläßt, können die Pilze sich erst recht ent-falten. Der Patient fühlt sich noch schlechter ...

Das kann in einen solch depressiven Kreislauf führen, daß der Bekanntenkreis des Patienten eine Depersonalisierung festzustellen glaubt. Der Kranke gibt sich auf.

Im Grunde genommen sind Pilze dazu da, einen chemi-schen Prozeß der Zersetzung durchzuführen. Das Gespen-stische ist, daß sie das im Körper so erfolgreich schaffen können, daß auch das Seelisch-Geistige in Mitleidenschaft gezogen wird.

Ein Irrweg: Pilze können zur Psychotherapie führen
Geht der Patient mit obigen körperlichen Beschwerden zum
Therapeuten, der alles Mögliche sucht und untersucht und
nichts findet, weil er auf die Idee einer Mykose nicht kommt,
dann wird leicht von *vegetativer Dystonie* gesprochen. Und
in welchem Leben findet man nicht, wenn man sucht, einen
Anlaß zu Ärger, Sorge, Unzufriedenheit oder gar Unglück?
   Ist also keine physische Ursache für die Störungen zu finden, dann wird eine psychosomatische angenommen. Und
ist der Patient erst einmal in der Mühle psychischer Behandlung, dann besteht die Gefahr, daß er sich dort so verstrickt,
daß diese tatsächlich nötig erscheint.

**Wieder sind's die kleinen »Tierchen«: Keine Lust
mehr auf Sex**

Es liegt auf der Hand, daß jemand kaum erotisch ansprech-
bar und zu reizen ist, der sich permanent erschöpft und müde fühlt. Mit Bauchschmerzen oder Unwohlsein im Magen
wächst keine »Lust auf Lust«. Tatsächlich wird angenommen,
daß die Gifte einer Pilzinfektion die Hormonproduktion im
Körper so beeinflussen und stören können, daß auch aus diesem Grunde sexuelle Lust schwindet.

Zieht sich ein derartiger Zustand über Wochen oder gar
Monate hin, ohne daß eine greifbare Ursache gefunden
wird, so kann daraus ein schweres Partnerschaftsproblem
entstehen. Reizbarkeit und Mißmut mögen dann ein Ab-
kühlen der Gefühle vermuten, wo in Wirklichkeit die per-
manente schleichende Vergiftung durch eine Pilzinfektion
wirksam ist.

Bronchien wehren Pilze ab: durch Husten

Vor allem Allergiker und Asthmatiker reagieren in den Bronchien stark auf Pilze. Fliegende Sporen, aber auch körpereigene Pilzbesiedlung können zu einem fast permanenten Hustenreiz führen, ohne daß eine Erkältung oder Bronchitis nachgewiesen werden kann.

Für Asthmatiker kann so eine Pilzerkrankung zum erheblichen Risikofaktor werden. Und wie bei jeder chronischen Allergie oder Hauterkrankung sollte bei der Therapie eine Mykose immer mitbedacht werden.

Darüber hinaus gilt als gesichert, daß Hefepilze zwar kein Asthma verursachen, aber doch *triggern*, das heißt begünstigen können.

Der schlimmste Fall: Organmykosen

Finden Pilze im Verdauungstrakt nicht genug Nahrung, dann versuchen sie, aus geschützten Darmzotten-Winkeln mit Hilfe ihrer festklammernden *Myzel* die Darmwand zu perforieren und in die Lymphbahn zu wechseln.
    Damit wird aus einer äußeren eine innere Mykose. Denn auch die Wände des Verdauungstraktes gehören als Schleimhautgebilde, das den ganzen Körper durchquert, zum äußeren Körper. Gelangen die Pilze nun in die Lymphbahn, so werden sie über das Lymphsystem unter dem Schlüsselbein hinübergetragen in die Hauptvene, womit sie in der Blutbahn sind, das heißt im inneren Körper wo sie wirklich lebensbedrohlich werden können.

Mit dem Blut, aus dessen Blutzucker die Pilze sich ernähren, können sie in jedes Organ gelangen, sich festklammern, ansiedeln und zur Zerstörung führen. Milz, Leber, Lungen, selbst Herz sind gefährdet. Der Pilz kann tief in ein Organ eindringen und es durchwuchern. Eine lebensgefährliche Sepsis ist die Folge.

Aber auch diese Infektion ist nur bei stark vorgeschwächter Abwehrlage möglich. Das heißt, daß sie am ehesten als zusätzliche Krankheit bei einer schon bestehenden schweren Erkrankung auftritt. Darüber hinaus sind Neugeborene (vor allem Frühgeburten) und alte Menschen gefährdet, deren Abwehrmechanismus entweder noch nicht oder nicht mehr intakt ist. Die 10 000 jährlichen Todesfälle auf Grund von Pilzinfektionen sind aus solchen Organmykosen entstanden.

Letzte Rettung: das Immunsystem

Eine intakte körpereigene Abwehr wird auch noch mit Hefepilzen fertig, die im Blut zirkulieren, solange sie sich nicht explosionsartig vermehren, wie es zum Beispiel bei einem Diabetiker möglich ist, wo der Blutzuckergehalt ideale Lebensbedingungen schafft. Bei dieser Diagnose ist eine sofortige Einweisung ins Krankenhaus notwendig.

Da *Nystatin* die Darmwand nicht passieren kann, ist es zur Therapie von Organmykosen nicht geeignet. Die Medikamente, die hier eingesetzt werden müssen, sind schwere Geschütze aus der Reihe der *Azole* und gehören ausschließlich in die Hand eines erfahrenen Arztes. Es sind Medikamente mit erheblichen, bedrohlichen Nebenwirkungen, wo notwendiger Einsatz und mögliche Schädigung sehr bewußt gegeneinander abgewogen werden müssen.

Wichtig, wenn der Pilz weg ist

So werden Sie das Gift los: Entschlacken

Während der Behandlung der Pilzinfektion werden die Pilze abgetötet. Indem sie sich auflösen, werden ihre gesamten Stoffwechselgifte freigesetzt, das heißt, daß kurzfristig der Organismus des Erkrankten noch höher mit diesen Giften belastet wird als sowieso schon während der Infektion. Entsprechend können auch die Auswirkungen dieser Pilzgifte noch einmal eine Erstverschlimmerung gerade durch die Behandlung erfahren.

Deswegen ist es während der Behandlung mindestens so wichtig wie während der Infektion, daß der Körper stark zur Entschlackung angeregt wird, sowohl über die Leber (Tees, natürliche Medikamente) als auch über die Niere (mehrere Liter täglich trinken!) und die Haut (natürliche Fasern in der Bekleidung, die luftig aufliegen soll).

Machen Sie sich an den Wiederaufbau der Darmflora

Sowohl durch die Pilzinfektion als auch durch die notwendige Behandlung ist die Darmflora geschädigt, das heißt, die für den Stoffwechsel dort notwendigen Bakterien (bis zu 400 verschiedene Bakterien siedeln im Darm) sind vermindert oder gar abgetötet.

Um nun die normale Darmfunktion wiederherzustellen, muß das Milieu gesunden. Je dichter und zuverlässiger die richtigen Bakterien den Darm besiedeln, um so weniger Platz wird eventuellen Restpilzen oder einer Neuinfektion von außen geboten.

Die entsprechenden Präparate sind in der Apotheke frei verkäuflich. Der Apotheker oder Therapeut wird die notwendige Wahl treffen. Eine massiv gestörte Darmflora bedeutet eine latente Immunschwäche; eine mikrobiologische Therapie mit Antagonisten der Pilze muß eingeleitet werden.

Bei diesen physiologischen Keimen handelt es sich um lebende Bakterienstämme, von *Escherichia coli* und *Lactobacillus acidophilus*, die in Kapselform oder als Saft geschluckt werden. Auch Injektionen sind möglich. Die Präparate sollen im Kühlschrank gelagert werden, bis sie vollständig verbraucht worden sind.

Diese lebenden Bakterienstämme regen die Immunarbeit des Darmes wieder an, so daß das körpereigene Abwehrsystem gegen Restpilze oder Neuinfektionen aktiv werden kann.

Um diese Bakterienbesiedlung zu unterstützen, sollte Milchzucker gegessen werden. Er süßt ausreichend und dient Pilzen im Gegensatz zu diesen Bakterien nicht als Nahrung.

Bei Pilzinfektion des Verdauungstraktes: Diät

Pilze ernähren sich hauptsächlich von Kohlenhydraten, das heißt, sie brauchen diese für ihren eigenen Stoffwechsel, wobei die Gase entstehen, die dann dem Patienten Blähungen, Druckgefühl und Beschwerden verursachen.

Es ist also naheliegend, den Pilzen keine Kohlenhydrate, vor allem nichts Süßes anzubieten. Aber das geht nur parallel zu medikamentöser Behandlung. Denn versucht man, den Pilz auszuhungern, dann durchbräche dieser die Darmwand, gelangte in die Lymph- oder Blutbahnen, wo durch den Blutzucker wieder ausreichend Nahrung vorhanden wäre.

Vom Blut und den Lymphen aus sind dann alle Organe erreichbar und für eine Infektion gefährdet.

Mehr über die speziellen Diätpläne im folgenden Kapitel.

Die Anti-Pilz-Diät

Es ist schon mehrfach darauf hingewiesen worden, daß eine Pilzbehandlung des Intestinaltraktes (Verdauungstraktes) ohne begleitende Diät nicht sinnvoll, wenn nicht sogar zum Scheitern verurteilt, ist.

Pilze, die als Parasiten in anderen Lebewesen leben, verlangen von ihrem Wirt süße Ernährung, machen ihm dauernd Appetit auf Süßes. Sie haben in ihrem Stoffwechsel kein Chlorophyll, um sich – wie andere Pflanzen – selbst aus Wasser und Kohlensäure Zucker herzustellen. Sie müssen sich von angebotenen Zuckern ernähren, das heißt auch von allen Lebensmitteln, die Zucker freigeben, wenn sie verdaut (= zersetzt) werden, also Brot, Nudeln, Knödeln und Reis. Damit lautet die erste und wichtigste Regel:

- Erste Regel: Zucker in keiner Form! Dazu gehören auch Honig, süßes Obst, Fruchtzucker (*Fruktose*), wie er in Diätmarmeladen enthalten ist, Säfte und Traubenzucker.

Sofortmaßnahmen

Strikte Diät während der ersten drei Wochen ist bei einer Candidose ganz wichtig; aber nur zusammen mit Medikamenten!

Einzelne Anregungen für eine appetitanregende gute Diät folgen am Ende dieses Kapitels. Vorweg geschickt sei:

- Keinerlei Süßigkeiten, auch kein süßes Obst, kein gesüßter Kaffee (außer mit Süßstoff), siehe Erste Regel.

- keine Weißmehlprodukte (Nudeln, Weißbrot, Brötchen, Saucendicker, Kuchen, etc.)
- faserreiches, vollwertiges und ballaststoffreiches Essen räumt im Darm auf
- Saures (zum Beispiel ungekochter Sauerkrautsaft, Obstessig-Wasser zum Frühstück) vertreibt die Pilze aus ihren Nestern, wo sie sich anklammern
- regelmäßiger Stuhlgang (eventuell mit Einläufen) reinigt den Darm; Colon-Hydro-Therapie
- morgendliches Eigenurin-Trinken unterstützt die Darmentleerung ebenfalls

Lernen Sie anders zu essen

Um späteren Restpilzen vorzubeugen, sollte während der notwendigen strikten Diät der Behandlungsphase der Geschmack umprogrammiert werden. Man kann sich auch mit Naschereien belohnen, die nicht süß sind und damit ungefährlich sind: Würzig, Salzig, Scharf, Sauer, selbst Bitter kann zum beliebten Naschwerk werden. Kleine oder kleinste Pilzreste bleiben nach jeder Behandlung, sie sollen keine erneute Nahrung bekommen! Im Nebeneffekt purzeln die Pfunde, wächst das Wohlbefinden und strahlt das Selbstbewußtsein!

Tatsächlich verschwindet ohne Zucker, ohne Süßigkeiten, ohne süßes Naschen meist sehr schnell jedes Völlegefühl: Blähungen werden weniger und hören ganz auf, wenn der Darm nichts mehr zum Vergären bekommt.

Für Pilze lebensgefährlich: jede Menge Fasern und Ballaststoffe

Fast genauso wichtig, wie nichts Süßes zu essen, ist es, sehr faserreiche Nahrung aufzunehmen. Denn die Pilze suchen sich im Darm möglichst gut versteckte Schlupfwinkel, wo sie, zwischen den Darmzotten getarnt, ihre Nester bauen. Kleingemahlener, feiner Speisebrei rutscht leicht an diesen Nestern vorbei. Wird aber faserreich gegessen, ist das anders: Fasern, die nicht verdaut werden, passieren die Länge des Darmes wie ein Besen, der viel losreißt und mitnimmt – auch von den gut versteckten Pilzen! Da der Darm diese nutzlosen Fasern schnell wieder loswerden möchte, arbeitet er besser; die *Peristaltik* wird angeregt, das ist die unbewußte Muskelarbeit, die permanent den Speisebrei durch den Darm vorwärtsknetet. Je öfter solch faserreiche Kost gegessen wird, um so öfter wird gereinigt, was tatsächlich auch zu regelmäßigem Stuhlgang, möglichst mehrmals täglich, führt.

Es empfehlen sich: Alle Arten von Salat, aber nicht mit fertigem Dressing und möglichst mit Essig statt mit Zitrone angemacht und in den verschiedensten Geschmacksrichtungen kräftig gewürzt. Der Phantasie für Ablenkungsmanöver des Geschmackes von Süßem weg sind keine Grenzen gesetzt.

Wie bei jeder vernünftigen Diät ist es besser, alle drei Stunden wenig, als zweimal am Tag viel zu essen. Da das für Berufstätige schwer oder gar nicht durchführbar ist, soll im Anschluß versucht werden, Rezepte und Diätplan zusammenzustellen, die realistisch umsetzbar sind.

Harter Start mit ganz strenger Diät

Während der beiden ersten Wochen einer Antipilzbehandlung ist ganz strenge Diät absolut notwendig, um den Erfolg zu sichern. Danach kommt einem die gelockerte Diät der nächsten vier Wochen so lukullisch vor, daß ein späteres Dabeibleiben im Sinne gesunden Wohlbefindens vielleicht nicht mehr als schwer empfunden wird.

Wenn Sie jetzt beim Anblick der Verbotstabelle zusammenschrecken, sehen Sie sich doch gleich den folgenden Einkaufszettel mit den erlaubten Lebensmitteln an. Da bleibt noch eine ganze Menge übrig. Und eines ist sicher: Sollten Sie ein paar Pfund zuviel drauf haben, werden Sie die bei dieser Gelegenheit auch noch los!

Verbotene Lebensmittel der ersten zwei Diätwochen

Art	*Einzelsorten*
Zucker	weißer Zucker, brauner Zucker, Traubenzucker, Malzzucker, Fruchtzucker, Honig, Süßigkeiten, Schokolade, Pralinen, Kekse, Kuchen, Marmelade (auch Diätmarmelade!), Eiscreme, Bonbons, Pudding, rote Grütze, jegliches Obst; außer: Zitrone, Cola, Obstsäfte, lieblicher Wein und Sekt, Limonade, Kakao, Aperitifs, Schnäpse, Milchmixgetränke
Kohlehydrate	Nüsse, Weißmehlprodukte (zum Beispiel: Weißbrot, Toast, Brötchen, Hefegebackenes), Nudeln, Knödel
Getränke	Frucht- und schwarze Tees (wegen Säurebildung)
Fertigkost	alle Konserven, Kartoffel-Fertigprodukte, 5-Minuten-Terrinen
Nährmittel	Reis, Grieß, Sago, Graupen
Würzmittel	Ketchup, Balsamessig, Sojasauce, Worcestersauce, lieblicher Curry, fertige Salatdressings, Mayonnaise
Schweinefleisch	Braten, Wurst, Schinken, Mett, Würstchen
Hülsenfrüchte	Erbsen, Linsen, Bohnen
Gemüse	gekochter Rotkohl, gekochtes Sauerkraut, Kartoffeln, Karotten

Einkaufszettel für Lebensmittel, die Sie jetzt noch essen dürfen

Milchzucker und Süßstoff zum leichten Süßen

Viel Gemüse, wie Auberginen, Blumenkohl, grüne Bohnen, Brokkoli, Chicorée, Chinakohl, Fenchel, Gurken, Kohlrabi, Lauch, Mangold, Paprika, Pilze, rote Bete, Spinat, Sellerie, Tomaten, Wirsing, Zucchini, Zwiebeln. Aber: roh, gedünstet, geschmort, gekocht; nie angedickt! Besonders gut: Frisches, ungekochtes Sauerkraut. SONST KEINE KONSERVEN!

Vollkorn-Knäckebrot, Knusperbrot, auch mit allen Würzzusätzen

alle Arten von *Fisch*

Fleisch, alles außer Schwein, wie Rind, Lamm, Wild, Geflügel (jedoch: Saucen nicht andicken!)

Alle Arten von Salat, ohne Zucker anrichten, gegebenenfalls mit einem Spritzer Süßstoff, lieber Essig als Zitrone benutzen, geeignet auch: Avocados, Radieschen, Rettich

Gewürze: alle frischen Kräuter, Zwiebeln und Knoblauch, alle getrockneten Kräuter; Meerrettich; keine Mischgewürze (wie Curry)!

Getränke wie ungesüßten Kaffee (oder mit Süßstoff), Mineralwasser, Milch, ganz trockene (saure) Weine, Wasser, Kamillentee, Malventee, Pfefferminztee, Kümmeltee, klare Brühen

Eier in jeder Form

Milchprodukte wie Quark, Käse, Joghurt, Butter

Schon nach zwei Wochen darf diese strenge Diät etwas gelockert werden: Dann gilt:

Diät 3. – 7. Woche: Was Sie jetzt zusätzlich essen dürfen

Einkaufszettel für die 3. – 7. Woche

Brot: Vollkornbrot und -brötchen
Gemüse – alles außer Dosengemüse
Obst – jetzt auch Grapefruit, saure Äpfel
Nährmittel – jetzt Vollkorn- oder Wildreis, Vollkornnudeln, Kartoffeln in jeder Form
Getränke, Tee (schwarz und Früchte-), trockener Sekt, Sauerkrautsaft

Noch keine gänzliche Entwarnung: So machen Sie ab der 8. Woche weiter

Nach diesen sieben Wochen wird – nach abendlichem Obstessigtrinken – eine neuerliche Stuhlprobe an ein Labor gegeben. Die Pilzinfektion sollte vorbei sein. Wenn nicht beginnt das Ganze noch einmal von vorn, medikamentös und mit strenger Diät.

Aber auch wenn keine Pilze mehr nachgewiesen werden, kann man damit rechnen, daß einige wenige versteckt überlebt haben. Bei gestärkter Abwehrkraft und vernünftiger Ernährung ist das kein Problem. Jeder wird mit Pilzen konfrontiert, und ein intaktes Immunsystem wehrt sie ab. Nur: Wer eine Mykose durchgemacht hat, der bleibt anfälliger für Pilzinfektion als Gesunde und sollte besonders seine Nahrungsmittel sorgfältig auswählen.

Beim Einkaufen beginnt die richtige Ernährung
Für Patienten, die an einer Pilzinfektion gelitten haben, aber auch für alle, die sich gesundheitsbewußt und ohne zuzunehmen ernähren wollen, gilt:

- Was nicht zu Hause im Kühlschrank liegt, das führt auch nicht in Versuchung!

Hier soll keinen strikten Regeln das Wort geredet sein. Wenn man alle Jahre einmal auf dem Rummel eine Grillhaxe essen oder in Zuckerwatte schwelgen will – dann gehört das zur Lebensqualität.

Aber die tägliche Ernährung kann man ohne Einbußen an Geschmack und Genuß ein bißchen bedenken. Eine Abwehrkost gegen Pilze kann zur Aufbaukost eines gesunden Organismus werden!

Da zudem 87 % der Bevölkerung leichtes oder stärkeres Übergewicht haben, ist ein Umdenken in der Ernährung angezeigt. Hier ist nicht von Diäten die Rede, die schnell einige Pfunde verlieren lassen, die man dann genau so schnell wieder zugenommen hat. Das Umdenken heißt:

- Lieber klein und fein als viel und füllend.
- Das Ausgefallene probieren.
- Den Appetit mit Gewürzen ablenken.
- Bei Hunger immer erst mal ein Glas Wasser trinken.
- Eine warme Mahlzeit mit Salat beginnen (und wenn nur eine Tomate klein geschnitten und mit Petersilie bestreut wird oder zwei Radieschen gereicht werden).
- Schweinefleisch (auch als Wurst) weitgehend meiden.
- Auf weißen Zucker verzichten; brauner Zucker, Honig oder Süßstoff süßen auch.
- Naschen: nicht Süßigkeiten oder Chips, sondern Rosinen, Sonnenblumenkerne, etwas zuckerfreies Kaugummi etc.

Rezepte für die Anti-Pilz-Diät

Die folgenden Seiten sollen Anregungen sein. Mit der Liste des jeweils Erlaubten in der Hand sind der Phantasie keine Grenzen gesetzt.

Wer mit Appetit, guten Vorsätzen und Gaumenphantasie einkaufen geht, der wird auch in der Küche kreativ werden!

Ist der Geschmack erst einmal auf Sauer, Herb, Würzig (nicht Salzig!) umgestellt, dann kommen die Variationsmöglichkeiten in der Küche von selbst.

Speisevorschläge bei strenger Diät
(1. und 2. Woche)

Frühstück
Kaffee nach Geschmack mit Milch und Süßstoff; dazu

Pikantes Knäckebrot
Vollkorn-Knäckebrot mit Butter oder Margarine oder mit

Kräuter-Sesam-Butter
2 Eßlöffel ungeschälte Sesamsamen mit 2 Eßlöffel gemahlenen Mandeln goldgelb rösten. In weiche Butter einkneten. Abschmecken mit Schnittlauch, Petersilie und Thymian.

Dekorieren mit Tomaten, Radieschen, Rettich, Gurkenscheiben.

- Ein hart oder weich gekochtes Ei mit Senf.
- Harzer Käse oder 2 Scheiben Roastbeef oder

Beefsteak Tatar
100 g Beefsteakhack mit Zwiebel, Salz, Pfeffer, etwas Essig und einem Eigelb mischen.
Eventuell ein paar Kapern hacken und unterrühren.

Sonnenblumenkern-Müsli
Für vier Personen vermischen Sie:

- 100 g Sonnenblumenkerne (über Nacht eingeweicht)
- 2 Eßlöffel gestiftelte Mandeln
- 3 Eßlöffel gemahlene Mandeln
- 400 g Naturjoghurt
- 3 Eßlöffel Milchzucker

In vier Portionsschüsselchen füllen und mit dekorieren Sie mit ein paar Kokosraspeln.

Vorratsmüsli
Für vier Personen und eine Woche schütten Sie:

- 75 g Mandeln
- 75 g Cashewnüsse
- 75 g Kürbiskerne
- 50 g Sonnenblumenkerne
- 150 g geröstete Sojakerne
- je 150 g Weizenkleie und Haferkleie
- 150 g Leinsamen
- 100 g Milchzucker
- 250 g grobe Haferflocken
- je 150 g Roggen-, Weizen- und Gerstenflocken

in ein großes, verschließbares Glas, schütteln es gut durch.
Mit Naturjoghurt oder Milch essen.

Zwischenmahlzeiten

Knusperbrot, dazu Quark mit frischen Kräutern oder Quark mit scharfem Senf oder

Paprikacreme

Doppelrahm-Frischkäse wird mit ein paar Löffeln Naturjoghurt vermischt. Einige Löffel Paprikamark hinzufügen. Mit Salz, Pfeffer und Schnittlauch abschmecken.

Geeignet auch zum Einstippen von Selleriestangen, Chicoréeblättern, Rettich und Radieschen, Gurken, Porreestangen, Kohlrabistücken.

Selbstgemachte rote Bete

Rote Bete auf dem Markt kaufen, mit Essig kochen, schälen. In Scheiben schneiden, mit Salz, Essig und Süßstoff würzen. Über Nacht in den Kühlschrank stellen.

Ersetzt gekaufte rote Bete, die leider immer mit Zucker abgeschmeckt ist.

Mittagessen

In Restaurants dürfen Sie folgende Speisen essen:

- Klare Bouillon
- Gemüsegratin
- Überbackener Spinat oder Brokkoli
- Großer Salatteller (selbst mit Essig anrichten!)
- Rumpsteak, Putensteak, Lammkotelett, 1/2 Hähnchen ohne Beilagen, außer Salat mit Essig und Öl (fertige Dressings enthalten Zucker!)
- Fisch
  - gekocht
  - gedünstet
  - gebraten (nicht paniert!)
- Pilze mit Rührei und kleinem Salat
- Tafelspitz mit Meerrettich und Blattspinat

Hauptmahlzeiten zu Hause
Beginnen möglichst immer mit

- Salat (Misch- oder einheitlich)
- klarer Brühe (Pulver oder Würfel)

Suppen
Bouillonsuppen
Klare Brühe von Rindfleisch oder Gemüsebrühe oder klare Hühnerbrühe mit Einlagen von wahlweise:

- dünnen, mageren Rindfleischstreifen
- magerem, gekochtem Hühnerfleisch
- fein geraspeltem Gemüse (nur einmal kurz aufkochen)
- einem gequirltes rohes Ei
- Eistich (Ei mit Milch und Muskat stocken, kalt werden lassen und klein schneiden) mit viel frischem Schnittlauch
- geröstetem Rinderhack mit Zwiebeln
- Mischung aus klein geschnittenen Pilzen mit Petersilie kurz in wenig Butter angedünstet

Pikante Milchsuppe
Milch, mit Salz und Pfeffer (wahlweise Cayennepfeffer und Knoblauch) und viel frischen Kräutern würzen. Aufkochen und folgende Einlagen hinzufügen und kurz mitkochen lassen:

- verschiedene Fischstücke einlegen oder
- Shrimps oder
- Krabben mit vorgedünsteten Zwiebeln oder
- gekochte Rindfleischwürfel oder
- angeschmorte Champignons oder
- Brokkoli-Röschen

Rote-Bete-Suppe
Rote Bete ungeschält in Salzwasser mit 2 Eßlöffeln Essig gar kochen (ca. 1 Stunde). In kaltem Wasser abschrecken und pellen. Rote Bete würfeln und zwei Drittel der Menge in Gemüsebrühe pürieren. Mit Salz, Pfeffer Essig und einem Spritzer Süßstoff abschmecken. Restliches Drittel der Würfel einrühren.

Einige Eßlöffel Naturmeerrettich mit Naturjoghurt mischen und einen großen Klecks auf jeden Suppenteller geben.

Hauptgang
Tafelspitz
Mageres Rindfleisch in Brühe kochen (ca. 1 Stunde je nach Fleischgewicht). Dazu: Blattspinat mit drei Knoblauchzehen und Zwiebelwürfeln dünsten und mit Muskat würzen.
Für das Fleisch: Sahnemeerrettich oder Senf.

Steaks
Möglich sind magere Stücke vom

- Rind
- Lamm
- Kalb
- Puter

Mit Butter oder kalt gepreßtem Öl (geschmacksneutral: Distelöl) braten oder ohne Fett grillen, pikant würzen, dazu:

- gegrillte Tomaten mit Schnittlauch
- mit Mozzarella überbackener Brokkoli
- Blumenkohlröschen, übergossen mit dem aufgeschwemmten Bratöl des Steaks

Schmorbraten
(Für vier Personen)
1,5 kg abgehangenes Rindfleisch salzen, pfeffern und anbraten. Auf Zwiebeln bei 175 Grad im Ofen zwei Stunden schmoren. Dann mit ganz herbem Rotwein ablöschen und kurz einkochen lassen.

Mit blanchiertem *Porreegemüse* servieren. Kleingeschnittenen Porree in kochendem Wasser zwei Minuten aufwallen lassen, abseihen und mit Salz und Essig anrichten.

Gemüsepfanne

- Zwiebeln
- grüne Bohnen
- Kohlrabi
- Porree
- Paprika
- Tomaten

Alles nacheinander in einer Pfanne mit Distelöl schmoren, mit Salz, Pfeffer und frischer Petersilie abschmecken und noch bißfest servieren, dazu eine Scheibe Vollkorn-Knäckebrot.

Mittelmeer-Gemüsepfanne

- Zwiebeln
- Auberginen
- Zucchini
- Knoblauchzehen
- Tomaten
- Peperoni

In hochwertigem Olivenöl (nicht zu heiß werden lassen!) schmoren, mit Salz, Essig und Süßstoff pikant abschmecken.

Fisch-Gemüse-Pfanne

Je nach Geschmack und Laune eine der beiden vorgenannten Gemüsepfannen-Varianten und pro Person 150 g verschiedene, festkochende Fischsorten, kleingeschnitten 10 Minuten mitschmoren lassen. Geeignet sind beispielsweise: Seelachs, Rotbarsch, Lachs, Schellfisch oder Shrimps.

Lachsschnitte

Pro Person eine Scheibe Lachs, leicht gewürzt (Salz, Pfeffer, Dill, bißchen Zitrone) mit wenig Butter dünsten.

Dazu: tiefgefrorenen Blattspinat (pro Person 1 Päckchen) auftauen, gut abtropfen und mit Zwiebelwürfeln, einigen Knoblauchzehen und Salz auf den Fisch legen; zudecken und noch einmal zehn Minuten dünsten.

Forelle in Alufolie

Pro Person eine Forelle waschen, innen salzen und leicht pfeffern. Mit rohen Zwiebelstreifen und frischem Dill füllen und in Alufolie wickeln. Im Backofen bei 200 Grad eine halbe Stunde garen.

Dazu: Feldsalat, Chicorée oder grüner Salat.

Variante: Für mehrere Personen eignet sich auch eine Lachsforelle oder ein Angelschellfisch im Ganzen (Garzeit bis zu eine Stunde).

Garnelen-Gratin

Feuerfeste Form mit 500 g in dicke Scheiben geschnittener Tomaten auslegen. Zwiebelringe und kleingeschnittenen Knoblauch darüber. 500 g Garnelen (die harten Schwänze dürfen zum Greifen noch daran sein) ausbreiten.

1 Becher Sahne salzen und pfeffern und darüber gießen. Mit Mozzarellascheiben abdecken und bei 180 – 200 Grad 20 Minuten im Backofen überbacken.

Dazu: knackiger Salat (zum Beispiel Eisberg In Joghurt-Zitronen-Süßstoff-Dressing).

Pilze gegen Pilze
Champignonsalat
(Für vier Personen)
500 g Champignons in Scheiben schneiden und sofort mit Essig beträufeln (sonst werden sie unappetitlich braun). Marinade aus Walnußöl, Essig, Salz und frisch gemahlenem Pfeffer darüber gießen. Eine gute halbe Stunde durchziehen lassen. Sehr lecker zu trockenem Fleisch (statt Kartoffeln und Sauce).

Gebackene Champignons
(Für vier Personen)
400 Gramm Champignons halbieren und mit 50 g kleingewürfeltem Speck und 3–4 Zwiebeln kurz anbraten. Feuerfeste Form leicht buttern. Champignons würzen (Salz, Pfeffer, Muskatnuß, gehackte Petersilie) in Form umfüllen. Eine halbe Stunde im Ofen ohne Deckel backen. Reichlich Petersilie kroß braten und darüber streuen.

Variante: Die Pilze können auch mit Gouda überbacken werden.

Steinpilz-Gulasch
(Für vier Personen)
1–2 große Zwiebeln kleinschneiden und in Butter goldgelb bräunen. 500 g Pilze kleinschneiden und dazugeben. Großzügig würzen mit Salz, Pfeffer, Koriander, Kümmel und süßem Paprika. 20 Minuten zugedeckt im eigenen Saft schmoren.

Butterpilz-Ragout
(Für vier Personen)
Schmeckt ebenso gut mit Maronen oder Birkenpilzen, die aber schwer zu bekommen sind.

2 Zwiebeln in reichlich Distelöl andünsten (nicht zu heiß!). 400 g grüne Paprika und 400 g kleingeschnittene reife To-

maten dazugeben. Kleingeschnittene Pilze kurz vordünsten und dazugeben. Nur mit Salz und Pfeffer abschmecken.

Variante: statt Tomaten und grünen Paprika 500 g rote Paprika.

Pfifferlinge
(Für vier Personen)
Eine Gemüsezwiebeln in Butter andünsten. Mit einem Eßlöffel süßem Paprika abstäuben. 500 g Pfifferlinge (auf eine Größe geschnitten) unterrühren. Mit Salz und wenig grünen Pfefferkörnern abschmecken. 15 Minuten zugedeckt dünsten. Mit Crème fraîche oder Joghurt andicken.

Variante: Wen das nicht satt macht, der kann die Pfifferlinge noch durch ein Omelett oder Rührei aufwerten.

Nachtisch
Noch ein bißchen kläglich in diesen Diätwochen, wird aber demnächst besser:

Käse
Je nach Lust, Laune und Geschmack auf Knusperbrot.

Rezeptvorschläge für die gelockerte Pilz-Diät (3. – 7. Woche)

Alle obigen Rezepte können jetzt erweitert werden mit

- Vollkornbrot
- Vollkornreis
- Kartoffeln
- Karotten
- sauren Äpfeln und saurer Grapefruit

Frühstück
Kaffee oder Tee (mit Zitrone) mit Milch, und/oder Süßstoff
dazu

- Müsli (siehe oben oder Vollkornmüsli) mit Naturjoghurt oder
- ein Ei, gekocht, gerührt oder gebraten
- 2 Scheiben Vollkornbrot mit rohen sauren Apfelscheiben, halben Radieschen oder Rettichscheiben belegt oder Scheibe von kaltem Braten (nicht: Schwein!) bzw. Geflügelwurst oder mit Käse.

Zwischenmahlzeiten
Grapefruit-Shrimps-Cocktail
1 Grapefruit aushöhlen. Kleingeschnittenen Inhalt leicht salzen und pfeffern und mit Shrimps gemischt wieder einfüllen.

Italienischer Sommer
Rot: Tomaten in Scheiben (Menge je nach Appetit) schneiden, auslegen.
   Weiß: Jede Tomatenscheibe mit Mozzarella belegen.
   Grün: Ein Blättchen frischen Basilikum darauf arrangieren.
   Mit Dressing aus Essig, Olivenöl und einem Spritzer Süßstoff übergießen, und der erfrischende Sommergeschmack in den italienischen Nationalfarben ist fertig.

À la Heinrich VIII
Ein kaltes, gebratenes Hühnerbein aus der Hand. (Knochen hinter sich zu werfen wäre zwar authentisch, aber der englische König hatte Diener!)

Phantasie-Omelett
Zwei Eier mit etwas Milch schlagen und einer Hand voll kleingeschnittenem Schnittlauch oder gehackter Petersilie verrühren, salzen und pfeffern.

Dann in einer Pfanne gekochte Spargelstangen oder geschnittene Champignons oder gekochtes Hühnerfleisch andünsten oder ein paar Scheiben Tomate mit der Eimasse übergießen und zugedeckt bei kleiner Flamme stocken lassen.

Süß-saurer Käsesnack
Herbe Apfelscheiben dünsten, Mit Gouda (oder pikanter: mit Tilsiter) belegen. Im heißen Ofen (200 Grad) kurz (maximal zehn Minuten) überbacken.
Mit Vollkorn-Croissant servieren.

Chicoréeblätter-Schiffchen
Füllen mit feinen Apfelschnitzeln und geraspelten Nüssen oder Krabben oder gekochten Rindfleischwürfeln und übergießen mit *grüner Sauce.* Dafür mischt der Zauberstab:

- ein Bund Dill
- ein Bund Petersilie
- ein Döschen Kapern mit dem Wasser
- wenig grünen Pfeffer
- Salz

Hauptmahlzeiten
Vollkornspaghetti Totale
Grundsauce:
Suppengrün und Zwiebel mit Olivenöl anbraten. Pürierte Tomaten zugießen. Mit reichlich gemahlenem Rosmarin oder Oregano oder Basilikum, Salz, Pfeffer und einem Spritzer Süßstoff abschmecken.
Wahlweise kann diese Grundsauce (auch Sugo genannt) kombiniert werden mit:

- kurz gedünsteten Lachsstückchen, mit Sahne, Salz und wenig Pfeffer abgeschmeckt;

- kleingeschnittenen Champignons, auf Zwiebel gedünstet und mit Schmand oder Crème fraîche abgelöscht;
- Käse, mit dem man die Saucen-Nudeln kurz überbäckt.

Rinderhack mit Knoblauch und Cayennepfeffer scharf anbraten und unter die Spaghettisauce mischen.

Tomaten mit Reis gefüllt
Eine Auflaufform gut buttern. Von reifen, etwa gleich großen Tomaten (sinnig wären große Fleischtomaten) den Deckel abschneiden und sie aushöhlen. Den Inhalt klein schneiden und mischen mit 1 gehäuften Teelöffel gekochten Vollkornreis pro Tomate. Eine große Hand voll frischen (oder auch trockenen) Pfefferminze untermischen und gut salzen. Die Tomaten füllen. Restmasse zwischen die Tomaten legen. Auf jede Tomate ein Flöckchen Butter setzen. Deckel wieder draufsetzen und die Form bis zum Deckel mit Wasser füllen.
Eine gute Stunde unbedeckt bei 200 Grad im Ofen garen.

Pikante Rouladen
Pro Person eine Roulade gefüllt mit je

- einer kleinen Zwiebel
- einer Knoblauchzehe
- einer Chilli-Schote (in Streifen geschnitten)

Fleischscheiben von beiden Seiten salzen und pfeffern. Innenseite messerrückendick mit scharfem Senf bestreichen und etwas Öl darauf verteilen. Füllsel auf das obere Drittel Fläche legen. Einrollen und mit Zahnstochern feststecken. Von allen Seiten scharf anbraten. Mit etwas herbem Rotwein löschen. 45 Minuten zugedeckt schmoren lassen. 1 Becher saure Sahne zur Saucenbereitung.
Mit Naturreis oder Salzkartoffeln servieren.

Desserts

Käseauswahl
(Auf Knusperbrot oder Vollkorntoast)
Erlaubt ist, was Sie mögen, denn es kommt bei dieser Diät nicht auf den Fettgehalt mancher Speisen an. Käse schließt den Magen.

Milch auf Füßen oder Crème noisette
Kleingehackte Nüsse (wahlweise Walnüsse, Mandeln, Haselnüsse) in wenig Fett kroß rösten. Den Boden einer feuerfesten, leicht gefetteten Form damit auslegen. Pro Person ein Ei mit einem Löffel Milchzucker schaumig rühren. Mit je einer Tasse frischer Milch auffüllen und verrühren. Mit einer Prise Salz und flüssigem Süßstoff abschmecken und auf die Nüsse gießen.
Im Ofen ca. 45 Minuten stocken lassen (muß puddingartig fest werden, ohne zu kochen – die Milch steht auf Füßen) bis die Oberfläche leicht bräunt.
Kalt werden lassen.

Bratapfel mit Nüssen
Pro Person 1 Apfel in der Mitte entkernen und in eine Auflaufform stellen. Mit Walnußhälften füllen. Süße Sahne mit einem Ei verquirlen, mit Süßstoff, einer Prise Salz und etwas Zimt abschmecken. Mitte der Äpfel damit auffüllen. Im Ofen bei 175 Grad mindestens eine halbe Stunde braten.

Mousse au Cacao
(Für vier Personen)
4 Blatt Gelatine einige Minuten in kaltem Wasser einweichen. Das Mark aus 1–2 Vanilleschoten kratzen. Unter zwei Becher Naturjoghurt mischen. Saft von einer halben Zitrone und 2 Eßlöffel Milchzucker dazugeben.
Gelatine auflösen und unterrühren. Ein Eiweiß und einen Becher Sahne steif schlagen.

Alles vorsichtig vermischen und mit flüssigem Süßstoff abschmecken.

- Mindestens eine Stunde lang kalt stellen.
- Vor dem Servieren großzügig mit Kakao bestreuen und
- einige Scheiben Kiwi hineinstecken.

Geeiste Grapefruit
1–2 Grapefruits auspressen. 200 g Sahne steif schlagen. Mit 150 g Naturjoghurt mischen. 2 Eßlöffel Milchzucker und eine Prise Zimt dazugeben. 2 Eiweiß steif schlagen. Alles vermengen, zuletzt den Grapefruitsaft einträufeln. Eventuell mit Süßstoff noch etwas nachsüßen.
Im Gefrierfach oder Tiefkühlschrank vier Stunden leicht frieren.
Serviervorschlag: Die ausgepreßten Grapefruithälften aushöhlen und die Eismasse darin einfrieren.

Quark-Nuß-Speise
(Für vier Personen)
250 g Quark mit einem Becher Naturjoghurt und einigen Eßlöffeln Milch schaumig rühren. 200 g gemahlene Haselnüsse unterziehen. Mit flüssigem Süßstoff abschmecken.
In Portionsschalen füllen und mit einer Walnuß dekorieren.

Diät durch, Pilz weg – und nun?

Wenn die Behandlung und damit auch die notwendige Diät beendet sind, haben der Gaumen und die Gewohnheit sich so gut umgestellt, daß es schade wäre, in ungesunde Eßgewohnheiten zurückzufallen.

Sie fühlen sich gut, haben mit Ihren Beschwerden einige Pfunde verloren und sollten nun motiviert sein, weiter bewußt zu essen.

Außerdem sind nie absolut alle Pilze aus dem Verdauungstrakt vernichtet. Versteckte Reste warten nur darauf, daß die altvertrauten Süßigkeiten der ganzen Sippschaft wieder auf die Beine helfen. Deswegen sollten zumindest Süßigkeiten und weißer Zucker weiterhin gestrichen bleiben.

Was nicht heißt, daß man sich bei einem Geburtstagskaffee vom Tortengenuß ausschließen muß. Auch die angebotene Praline zum Glas Sekt darf ruhig schmecken.

Es geht um das Grundsätzliche. Und das heißt: keine Süßigkeiten und keinen weißen Zucker einkaufen! Brauner Zucker, Honig, Süßstoff reichen sogar für die meisten Kuchen.

Außerdem sollte man möglichst nur Vollkornmehle und Vollkornnährmittel aus den Regalen des Kaufmanns wählen. Natürlich gibt's beim Italiener um die Ecke nur Spaghetti aus weißem Mehl. Und die sollen dann auch schmecken. Aber die Vollkornnudeln zu Hause schmecken noch besser!

Wenn alle Fleischsorten erlaubt sind, dann läßt sich auf *Schweinefleisch* leicht verzichten. Die Produktion von Schweinefleisch ist in den letzten Jahrzehnten so unnatürlich verändert, die Tiere so ungesund gezüchtet worden, daß zum Verzehr nicht mehr geraten werden kann.

In Wartezimmern von Tierarztpraxen wird auf Plakaten davor gewarnt, Hunde und Katzen mit Schweinefleisch zu füttern. Für Menschen ist das ein Wissen, das unter der Hand weitergegeben wird. Welche Interessenlobby aus Massentierhaltern und Schlachtern steckt dahinter?

Seit sich der *Rinderwahnsinn* breit macht, gewinnt Lamm und Geflügel auch stark an Attraktivität.

Wer über dieses Grundsätzliche hinaus lustvoll essen, satt werden und sich doch gesund ernähren will, der versuche es mit Trennkost.

Noch eine Möglichkeit der Pilzbekämpfung: Trennkost

Es gibt viele Tiere, die sich sowohl von Fleisch als auch von Pflanzen ernähren können. Aber kein Tier würde beides zusammen fressen. Der Verdauungsapparat ist nicht darauf ausgelegt, Pflanzen und Fleisch zugleich zu verarbeiten. Das ist beim Menschen ähnlich. Auf dieser einfachen Erkenntnis beruht die Hay'sche Trennkost.

Statt alle Magen- und Darmarbeit zugleich vom Körper abzuverlangen, so daß von dieser Anstrengung nach dem Essen bleierne Müdigkeit entsteht, soll der Körper nur in einer Richtung verdauen – entweder eiweißreiche Nahrung oder kohlenhydratreiche. Anders als bei den Tieren sind bei den Menschen faserreiche Nahrung, also Obst, Salate, Gemüse neutral mit beidem zu kombinieren.

Zu jeder Mahlzeit sind erlaubt:

■ Obst
■ Salat
■ Gemüse

Diese Nahrungsmittel sollten die Hälfte bis zu drei Viertel der gesamten Tageseßmenge ausmachen. Wahlweise zu mischen mit entweder *Kohlenhydraten*

■ Brot
■ Kartoffeln
■ Reis
■ Nudeln

oder mit *eiweißreicher Nahrung*

■ Fleisch
■ Fisch
■ Eier

Es gibt viele verschiedene, gute Kochbücher zu dieser Trennkost. Aber eigentlich kann jede Hausfrau und jeder kochende Hausmann erfolgreich experimentieren, wenn man erst einmal akzeptiert hat, daß

■ eine Scheibe kalter Braten nicht nur auf Brot, sondern auch auf Gurkenscheiben schmeckt;
■ die Tomatensauce zu Nudeln kein Hackfleisch enthalten darf;
■ gebratenes Hähnchen auch ohne Pommes frites gut mundet.

Hunger ist der Feind jedes Wohlbefindens und jeder Diät!
Bei der Trennkost ißt sich jeder nach Gaumenlust satt. Und bleibt nach einer Fleisch-Gemüse-Mahlzeit am Mittag ein unerfüllter Appetit auf etwas Süßes, so kann es schon nach vier Stunden (diese Zeitspanne ist für die Verdauung entscheidend) Griespudding mit Kirschkompott geben!
  Gesunde Schlankheit steigert noch das Wohlbefinden stets angenehmer Sättigung.

Und wo man mit sich und in sich zufrieden ist, da stabilisiert sich ein gesundes, starkes Immunsystem. Und das wiederum gibt Pilzen keine Chance!

Anhang

Labors, die Pilzkulturen ansetzen

Diese Adressen sollen Ihnen weiterhelfen, falls Ihr Hausarzt sich auf Ihre Bitte hin, bei Ihnen nach einem möglichen Pilzbefall zu suchen, völlig stur stellt. Sie selbst können solche Untersuchungen in Labors durchführen lassen.

In der Apotheke gibt es spezielle Röhrchen für den Versand von Stuhlproben (Pilze im Verdauungstrakt) und Spatel für Schleimhautabstriche (Pilze in Mund oder an Geschlechtsteilen).

Proben von gelösten Hautteilchen können auch in Stuhlröhrchen eingesandt werden. Die Labors sind nach Städten alphabetisch geordnet.

Micromed
Postfach 1
55288 Armsheim

Labor L und S GmbH
Im Mangelsfeld 4
97708 Bad Bocklet

Mikrobiologische Diagnostik
Institut für Labormedizin
Dr. Werner Ende
Riedelstr. 16
83435 Bad Reichenhall

Mikrobiologische Diagnostik
Dr. med. Helga Hauss/Dr. rer. nat. Reinhard Hauss
Kieler Str. 71
24340 Eckernförde

Mykologisches Laboratorium
Universitäts-Hautklinik
Martinistr. 52
20246 Hamburg

Bakteriologisches Institut Dr. Peter, Dr. Samady
Falkestr. 1
31789 Hameln

Mikrobiologische Diagnostik
Kornmarkt 34
35745 Herborn

Laborgemeinschaft Dr. med. Wolfgang Salinger, Dr. med.
Dietmar Löbel
Schillerstr. 19
77613 Offenburg

Register